临床应用真菌学检验

汪　璐　著

云南出版集团公司

云南科技出版社

·昆明·

图书在版编目（CIP）数据

临床应用真菌学检验 / 汪璐著. —— 昆明：云南科技出版社, 2017.12 （2024.10重印）
ISBN 978-7-5416-9906-1

Ⅰ.①临… Ⅱ.①汪… Ⅲ.①真菌病—医学检验 Ⅳ.①R446.5

中国版本图书馆CIP数据核字(2017)第319448号

临床应用真菌学检验

汪璐　著

责任编辑：王建明　蒋朋美
责任校对：张舒园
责任印制：蒋丽芬
封面设计：张明亮

书　　号：978-7-5416-9906-1
印　　刷：长春市墨尊文化传媒有限公司
开　　本：880mm×1230mm　　1 / 32
印　　张：6.5
字　　数：180千字
版　　次：2020年8月第1版　2024年10月第2次印刷
定　　价：78.00元

出版发行：云南出版集团公司云南科技出版社
地址：昆明市环城西路609号
网址：http://www.ynkjph.com/
电话：0871-64190889

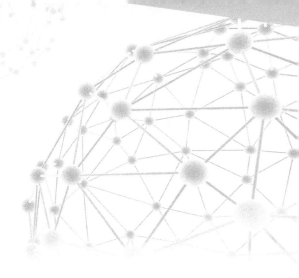

编委表

主　编

汪　璐　成都军区总医院检验科主管技师

副主编

曲远青　成都军区总医院检验科主管技师

包　琳　解放军总医院第一附属医院检验科主管技师

参　编

万　娜　成都军区总医院检验科主管技师

谢廷梅　四川省肿瘤医院检验科技师

孙梦瑷　成都军区总医院检验科技师

常　凯　成都军区总医院检验科技师

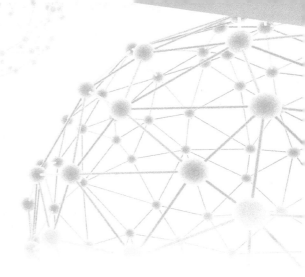

作者简介

　　汪璐，出生于 1985 年 1 月，籍贯安徽合肥。研究生学历，中级职称。毕业于第三军医大学，现任成都军区总医院检验科 主管技师。主要研究方向为临床微生物学，医院感染控制和临床耐药监测。

　　曾于 2010 年在《西南国防医药》发表论文《医院常见致病菌对比阿培南的药物敏感性试验》、2014年在《生物技术世界》发表论文《药物对临床医学检验结果的影响分析》、2014年在《临床医药文献杂志（电子版）》发表论文《常见感染性病菌鉴定与防治方法的应用》、2016年在《西南国防医药》发表论文《不同病情程度糖尿病患者的 PCT 表达差异分析》。

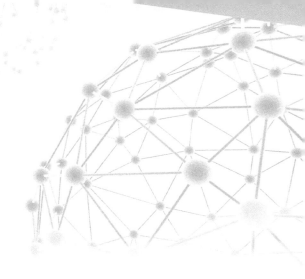

前　言

　　随着现代临床微生物学的发展，临床微生物检验中的临床真菌学检验也在不断地进步，但目前出版的专著尚不能满足临床应用真菌学检验的需要。临床真菌学检验如何及时准确地提供实验数据，从而更好地服务临床，促进临床医学的发展，帮助广大临床检验医师掌握系统的检验方法和技能，提高临床检验水平，为此笔者编写了《临床应用真菌学检验》一书。

　　本书在编写设计上，从临床实际出发，致力于检验人员基础素质的提高，以适应临床发展的需要，本书可作为从事临床应用真菌学检验者和高、中等医学院校临床医学检验专业的学生的参考书，对卫生防疫检验人员以及广大临床医师和医学生也有一定的参考价值。

　　对本书的编写，笔者虽然做了极大的努力，但因水平有限，错漏之处在所难免，恳请专家和广大读者批评指正。

汪　璐

2017 年 7 月 15 日

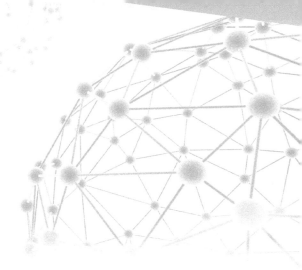

目　录

总　论

　　真菌属于真核细胞型微生物。具有典型的细胞核，核外有核膜包被，胞质内既不含叶绿体，也没有质粒，属于异养生物。因为真菌不含叶绿素，无法进行光合作用，制造有机物，所以真菌只能分解现成的有机物作为自己的营养，真菌的异养方式有寄生和腐生。最常见的真菌有蕈类，也就是我们生活中所描述的蘑菇，另外真菌也包括丝状真菌和酵母样真菌。真菌的分布范围极广，种类繁多，约有十万余种，其中绝大部分对人体没有危害，甚至有利。因为很多真菌类别被划入了动物界，现在真菌有了自己的分类，分为四门。真菌、植物、动物、细菌四门独立。近年来，由于抗菌药物的滥用和化疗药物或激素类药物导致的机体免疫功能降低等原因，条件致病性真菌感染越来越多。

真菌的分类

依据有性生殖的各种器官、无性菌丝和孢子及菌落的形态等特征将真菌界分为两个门，黏菌门和真菌门。再依据生物性状的不同将真菌门划分为不同的亚门。其中与医学相关的亚门包括四类：接合菌亚门、子囊菌亚门、担子菌亚门、半知菌亚门。大多数属于担子菌亚门，少数属于子囊菌亚门。常见的担子菌亚门包括蘑菇、灵芝、黑木耳、银耳以及致病性真菌新生隐球菌。它们既是一类重要的菌类蔬菜，又是食品和制药工业的重要资源。

真菌的分类单元与其他生物相同，分类单元自上而下依次为：

界（kingdom）

门（Division）

　纲（class）

　　目（order）

　　　科（family）

　　　　属（genus）

　　　　　种（species）

比如人类属于动物界，脊索动物门，脊柱动物亚门，哺乳纲，灵长目，人猿亚目，人科，人属，人种。

一、与医学相关的四个亚门概述

1. 真菌接合菌亚门

接合菌亚门：属于条件致病性真菌，该亚门的菌丝体无隔膜。最初由低等的水生真菌发展到陆生种类，由游动的带鞭毛的孢囊孢子发展为不游动的孢囊孢子。有性过程进行接合生殖。如：毛霉菌、根霉菌等。

2. 真菌子囊菌亚门

子囊菌亚门：具有子囊和子囊孢子，该亚门的菌丝体有隔膜。是真菌中最大的一类，它与担子菌被称为高等真菌。生殖菌丝细胞出现较短双核阶段，其区别于其他真菌的一个特征即为产生子囊。如：组织胞浆菌属、毛癣菌属、酵母属等。

3. 真菌担子菌亚门

担子菌亚门：具有担子和担孢子，该亚门的菌丝体有隔膜。是一类最高等的真菌，有性生殖产生担子和担孢子是本亚门的主要特征。种类繁多，约有两万余种，包括食用菌蘑菇，药用植物灵芝及具有致病性的新生隐球菌。

4. 真菌半知菌亚门

半知菌亚门：是一种已废止的生物分类，该菌生活史的有性繁殖阶段尚未发现，而在分类学上位置不明的一种临时分类。该亚门的菌丝体有隔膜。该类真菌只能以分生孢子或菌丝的断片进行繁殖。目前发现的半知菌，已分别归属。如青霉菌属、曲霉菌属及赤霉菌属已归入子囊菌亚门。

二、与医学相关的四个亚门特点

1. 接合菌亚门的特点

一般：多核细胞，细胞壁含甲壳质、壳聚糖

有性期：同宗生殖

接合孢子

无性期：普遍

被动的孢囊孢子

如毛霉菌、根霉菌

2. 子囊菌亚门的特点

一般：分隔，细胞内一个或几个核。由单孔和 Woronin 小体组成

细胞壁三层结构包括：细胞壁甲壳质、壳聚糖、甘露聚糖

有性期：大多数为异形配子

牧杖结构

子囊内有子囊孢子

果实体

无性期：普遍

不同形态结构的分生孢子

3. 担子菌亚门特点

一般：分隔，细胞内两个核，次生菌丝体和三生菌丝体常以锁状连接方式发育。

细胞壁多层结构：甲壳质、壳聚糖、甘露聚糖

有性期：同性接合

延期同性配子互相融合

外生孢子 – 担孢子

果实体

无性期：无意义

4. 半知菌亚门的特点

不具备有性生殖器官，只有无性生殖。

菌丝发育良好，有分隔。

一旦发现有性期，则归为有性期所在的门。

真菌的形态与结构

一、真菌的形态

真菌一般比细菌大几倍至几十倍，用普通光学显微镜放大几百倍就能清晰地观察到。按真菌的形态可分为单细胞和多细胞真菌两类。

单细胞真菌　单细胞真菌称为酵母菌（yeast），呈圆形或卵圆形，直径为 $3\mu m \sim 15\mu m$，以出芽（budding）方式繁殖，芽生孢子成熟后脱落成独立的个体。能引起人类疾病的有新生隐球菌和白假丝酵母菌等。

多细胞真菌　多细胞真菌称为霉菌（mold）或丝状菌（filamentous-fungus），由菌丝（hypha）和孢子（spore）组成，孢子是真菌的繁殖结构，能够引起人类疾病的有皮肤癣菌等。各种霉菌的菌丝和孢子形态不同，是鉴别真菌的重要标志。

1.菌丝　呈管状，直径一般为 $2\mu m \sim 10\mu m$，其长度随不同生长条件而异。菌丝是孢子以出芽方式繁殖时形成的。在适宜的环境条件下由孢子长出芽管，逐渐延长成菌丝，菌丝又可长出许多分枝，并交织成团，成为菌丝体（mycelium）。

菌丝在形态、结构及功能方面有所不同。按功能不同可分为营养菌丝（vegetative mycelium）、气生菌丝（aerial mycelium）和生殖菌丝（reproductive mycelium）。能伸入培养基中吸取营养物质的菌丝称为营养菌丝；能向空气中生长的菌丝称为气生菌丝，气生菌丝中的可产生孢子的菌丝称为生殖菌丝。按结构不同可分为有隔菌丝（septate hypha）和无隔菌丝（nonseptatehypha）。前者在菌丝内能形成横的隔膜（septum），将菌丝分成数个细胞；后者的菌丝内无隔膜，整条菌丝仅为一个细胞，其内含有多个细胞核。大多数致病性真菌的菌丝为有隔菌丝。按形态不同可分为螺旋状、球拍状、结节状、鹿角状、梳状和关节状菌丝等。

2.孢子　是真菌的繁殖体,根据繁殖方式分为有性孢子和无性孢子两种。有性孢子是由同一菌体或不同菌体的两个细胞融合经减数分裂形成,无性孢子由菌丝上的细胞直接分化或出芽形成。病原性真菌大多是通过形成无性孢子而繁殖。无性孢子按形态不同分为三种:

（1）分生孢子（conidium）:是真菌中最常见的一种无性孢子,由生殖菌丝末端的细胞分裂或收缩形成,也可由菌丝侧面出芽形成。分生孢子又分为大分生孢子（macroconidium）和小分生孢子（microconidium）两种:①大分生孢子,由多个细胞组成,体积较大,多呈梭状、棒状或梨状,有鉴别意义;②小分生孢子,仅由一个细胞构成,体积小。因为各种真菌都能产生小分生孢子,其对真菌的鉴别意义不大。

（2）叶状孢子（thallospore）:由菌丝内细胞直接形成。有三种类型:①芽生孢子（blastospore）,由细胞出芽生成,多数芽生孢子生长到一定大小即与母体脱离,若不脱离,形成菌丝状,被称为假菌丝（pseudohypha）。隐球菌和假丝酵母菌等是以芽生孢子的方式繁殖,假丝酵母菌易形成假菌丝;②厚膜孢子（clamydospore）,由菌丝内胞浆浓缩、胞壁增厚形成,是真菌抵抗不利环境而形成的一种孢子形式,其代谢降低,抵抗力增强。厚膜孢子在适宜的条件下又可出芽繁殖。大多数真菌在不利环境中都能形成厚膜孢子;③关节孢子（arthrospore）,由菌丝细胞壁变厚并分隔成长方形的节段而形成,多出现于陈旧的培养物中。

（3）孢子囊孢子（sporangiospore）:菌丝末端膨大形成孢子囊,内含许多孢子,孢子成熟后则破囊而出。如毛霉、根霉等形成孢子囊孢子。

真菌的孢子与细菌的芽胞不同，二者的区别见下表：

表 2-1 真菌孢子与细菌芽胞的区别

	真菌孢子	细菌芽胞
抵抗力	不强，60~70℃短时间即死	强，煮沸短时间不死
数目	一条菌丝可产生多个孢子	一个细菌体只形成一个芽胞
作用	繁殖方式之一	不是繁殖方式
形状	形状多种多样	圆形或椭圆形
形成部位	细胞内、外都可以	只能在细胞内形成
原核或真核	真核	原核

真菌的双相性　部分真菌在不同的环境条件下（营养、温度等）可发生单细胞真菌与多细胞真菌两种形态的可逆转换，称为真菌的双相性或二相性（dimorphic）。如组织胞浆菌和球孢子菌等，它们在室温（25℃）条件下发育为丝状菌，而在宿主体内或在含有动物蛋白的培养基上37℃培养时则呈酵母菌型。双相性转换与某些真菌的感染性与致病性有关，如组织胞浆菌和皮炎芽生菌等真菌在入侵宿主前必须发生形态变化方能侵入机体。

二、真菌的结构

真菌除具有一般真核细胞的结构外，尚有些特殊的结构，如具有由特殊成分和结构组成的细胞壁及有特殊的隔膜等，主要结构介绍如下：

细胞壁外的成分　部分酵母菌细胞壁外有一层低电子密度的粘液，其与真菌的毒力和致病性密切相关。如新生隐球菌的荚膜层即为此种物质，在电镜下可见细胞外的荚膜是由放射状排列的微细纤维构成，伸入于细胞壁，其化学组成为甘露糖、木糖及尿苷酸等。荚膜与隐球菌的致病性有关，当真菌入侵宿主后凭借荚膜的保护可抵达抗体内吞噬细胞的吞噬。

细胞壁　位于细胞膜外层，具有保持营养物质、气体和酶自由通透及避免细胞受外界高渗透压的作用。细胞壁内的某些化学成分还与真菌的形态特征有关。真菌细胞壁的主要成分为多糖，可占细胞干重的80%～90%，此外还有蛋白质、脂质及无机盐类。多糖以不溶性多糖晶体和高分子多糖复合物两种形式存在，前者以微细纤维形式构成细胞壁的骨架，后者填入骨架缝隙中，构成细胞壁基质的组成成分。

1. 骨架　由微细纤维组成的骨架以几丁质（chitin）和葡聚糖为主，这是真菌与其他高等植物不同的特征之一。丝状菌骨架组成以几丁质（N-乙酰葡聚糖胺的均聚体）的含量最高，其作用与菌丝生长和芽管形成有关。酵母菌的骨架组成则以葡聚糖的含量最高，是维持真菌细胞外形坚固性的分子基础。

2. 基质　由多糖、蛋白质、脂质及无机盐组成。真菌细胞壁基质中的多糖种类很多，如葡聚糖、葡糖胺、葡萄糖、几丁质和半乳糖等。多糖含量在同一真菌细胞壁的不同发育阶段明显不同，其含量直接影响真菌的形态变化。蛋白质可单独或与多糖组成糖蛋白存在。细胞壁中的糖蛋白具有酶活性，其中以水解酶居多，可分解基质，使营养物质易于进入胞内，糖蛋白也是细胞壁抗原的分子基础。基质中的糖蛋白以甘露聚糖蛋白复合物的含量为最高。脂质中以磷质为主，脂质的存在可保持水分不被蒸发。无机盐以磷为主，另含少量钙和镁元素。

真菌菌丝的细胞壁由四层结构组成，由外向内依次为无定形葡聚糖层（87nm）、糖蛋白形成的粗糙网（49 nm）、蛋白质层（9 nm）和几丁质微细纤维层（18 nm）。

真菌菌丝的细胞壁结构

隔膜　位于菌丝或细胞间，不同属真菌的隔膜各异，因此可作为真菌分类的依据之一。低等真菌的隔膜完整，随真菌的进化，隔膜出现大小不等的小孔，如皮肤丝状菌、组织胞浆菌和球孢子菌的菌丝隔膜具有中心小孔并附有球形的间隔小体，小孔与间隔小体可调节两侧细胞质的流动速度，并在菌丝受损后可堵住隔膜小孔，防止细胞液的流失，因此隔膜也是防御菌丝受损的一种保护性结构。

其他结构　真菌的细胞膜不同于其他生物细胞膜的主要特征是排列成双层结构的磷脂为不恒定的微团结构，其间有大量的麦角固醇类化合物，易与多烯族抗生素结合，故为抗真菌药物作用的靶分子。真菌细胞核与一般真核细胞不同的特点是核小（1 nm ~ 5 nm）而圆，数目不等，一个细胞或每个菌丝节段中可有 1 ~ 2 个，多达 20 ~ 30 个（如皮炎芽生菌等）。且细胞分裂期时，真菌的核仁与核膜仍保留，此点也与一般真核生物明显不同。在真菌细胞内还具有线粒体、内质网等多种细胞器。

细菌与真菌的形态及结构等不同点见下表：

表 2-2　细菌与真菌的区别

项目	形态特点	结构特点	生殖方式	营养方式	菌落
细菌	菌体微小，直径约 0.5~1μm，形状包括：球状、杆状、螺旋状等。	菌体为单细胞的个体，细菌无成形的细胞核，属于原核生物。细菌的结构包括：细胞壁、细胞膜、细胞质等。有的细菌还包括荚膜、菌毛、鞭毛等。	分裂生殖	多数异养，少数自养	较小，菌落表面光滑或粗糙，湿润或干燥
真菌	菌体大小差异大，单细胞的个体多微小、多细胞的个体多较大	真菌包括单细胞或多细胞个体，真菌细胞核外有核膜包被，属于真核生物。真菌的结构包括：营养体和繁殖体。	孢子生殖、出芽生殖	异养（寄生或腐生）	较大，单细胞真菌的菌落形态与一般细菌菌落相似，多细胞真菌菌落呈现羊毛状、鹅毛状、绒毛状等并在正背面显现各种不同的颜色。

三、真菌的主要特点

1. 有固定的细胞核，属真核生物

2. 孢子为真菌的繁殖结构（有性孢子经减数分裂形成，无性孢子由直接分化或出芽形成）

3. 营养方式为异养（寄生或腐生）

4. 细胞壁含甲壳质和葡聚糖

5. 细胞壁缺乏肽聚糖，故对青霉素或头孢菌素不敏感

真菌的命名

林奈创立的"双名制命名法"广泛用于动物、植物、真菌、细菌等各类生物的命名。

一、真菌的学名用拉丁词或拉丁化的词构成。第一个词是属名，用拉丁文名词，第一个字母必须大写。第二个词是种名，用拉丁文形容词，字母一律小写。后面附首次发现并命名者的姓和命名年份（使用时一般可省略）。今后若有新的发现及更改，即种名发生转移，则再加上修改者的姓，而将最初命名者的姓加上括号，并更改年份。印刷体中用斜体，后缀作者的姓、出版年代。

二、真菌的属名和种名加词往往是指产生孢子的方式、孢子的特点、菌落颜色或质地、气味或其他较显著的特征。此外，有些真菌的属名或种名加词用以对某真菌学家表示敬意，将其姓定为属名或种名加词。也有种名加词是由地方名称衍生而来或指生存场所。

三、另有些寄生真菌的种名加词来自寄生植物的属名。当某真菌只知其属名，而其种名加词未确定时，其种名加词可用 sp. 或 spp. 表示

真菌的增殖

一、常见真菌的形态特征与生殖

（一）酵母

1. 酵母菌（yeast）

是一群单细胞的真核微生物（图 4-1）。无分类学意义，通常以出芽生殖、少数裂殖来进行无性繁殖单细胞真菌，以此与霉菌区分。若有有性繁殖阶段，则主要产生子囊孢子。

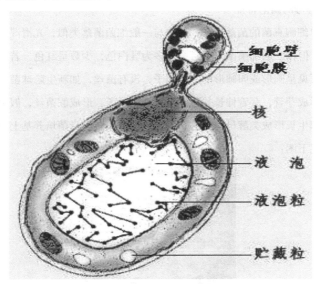

图 4-1　酵母菌结构图

2．酵母的特点

常为卵圆形、圆形、圆柱形的单细胞生物，其细胞直径一般比细菌大10倍（1 ~ 5 μm）左右。

多分布在含糖的偏酸性环境，也称为"糖菌"；能发酵糖类产生能量；有部分酵母可利用烃类。

酵母培养常用 YPD 培养基 (100 ml)：

胰蛋白胨　　　2 g

酵母提取物　　1 g

葡萄糖　　　　2 g

多分布于水果、蔬菜、叶子、树皮等处，及葡萄园和果园土壤中等。

无性繁殖的方式一般是出芽生殖，有的裂殖。

细胞壁常含有甘露聚糖。

3．酵母的菌落特征

为单细胞真菌的菌落形式，形态与一般细菌菌落类似，光滑湿润，柔软而致密，但较一般细菌菌落大且厚，多为乳白色，少数呈红色。若用培养物镜检，可见呈圆形或卵圆形的芽生孢子，没有菌丝，如新生隐球菌。有的孢子出芽形成芽管，芽管伸长并且不与母细胞脱离，形成假菌丝，假菌丝向培养基深部生长形成类酵母样菌落，如白色念珠菌。酵母菌培养基上菌落形态及颜色见下图：

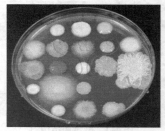

图 4–2　不同酵母菌菌落形态与颜色图

4．酵母与人类

重要的微生物资源：酵母菌是人类的第一种"家养微生物"，有 56 属，500 多种。

重要的科研模式微生物：酿酒酵母（Saccharomyces cerevisae）第一个完成全基因组序列测定的真核生物（1996 年）

有些酵母菌具有危害性：有些酵母菌能引起皮肤、呼吸道、消化道、泌尿生殖道疾病

5．酵母的繁殖方式与生活史

无性繁殖

A 出芽生殖（图 4-3）：为主要的无性繁殖方式；其过程分为以下阶段：

母细胞形成小突起；

核裂；

原生质分配；

新膜形成；

形成新细胞壁；

芽生的孢子脱离母细胞即完成繁殖，子细胞与母细胞分离后，在母细胞的表面留下圆形突起的芽痕（图 4-4），子细胞留下蒂痕。芽痕上含有几丁质，母细胞可继续出芽，但绝不会在旧的的芽痕上。

酵母菌进行芽殖后，长大的子细胞不与母细胞立即分离，并继续出芽，细胞成串排列，这种菌丝状的细胞串就称为假菌丝（图 4-5）。形成假菌丝是重要的形态学特征，具有分类学上的意义。

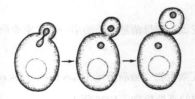

图 4-3　酵母菌出芽生殖

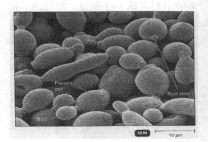
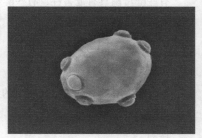

图 4-4　母细胞芽痕

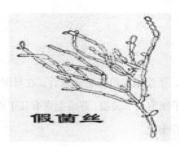
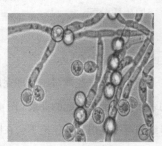

图 4-5　假菌丝

二型态：在不同的生长条件下，一些真菌的营养体呈现两种不同的细胞形态，即丝状形态（M）和酵母状形态 (Y)；如白色假丝酵母：

含葡萄糖的丰富培养基上呈现 Y 态

多糖、血液、cAMP、较高的培养温度（40 ℃）呈现 M 态

引起深层感染的真菌，除了新型隐球菌（Cryptococcus neoformans）外，其他都是二型态。

B 分裂生殖（图4-6）：少数酵母菌可以像细菌一样借细胞横割分裂而繁殖。

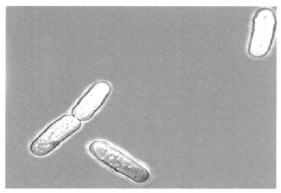

图4-6　酵母菌分裂生殖

分裂生殖后酵母与更高等的真核细胞有许多相似的性质，用于表达外源真核生物基因有非常好的应用前景。

酵母其他的无性生殖方式

C 掷孢子：掷孢酵母

D 节孢子：地霉属

E 厚垣孢子：白色假丝酵母

酵母的有性繁殖

一般以子囊孢子（图4-7）的形式进行有性繁殖；也有一些以接合孢子或担孢子的方式进行有性繁殖。其繁殖的过程是：性别不同的单倍体细胞靠近，相互接触，接触处细胞壁消失，质配，核配，形成二倍体核的接合子。

假酵母：只有无性繁殖过程；

真酵母：既有无性繁殖，又有有性繁殖过程。

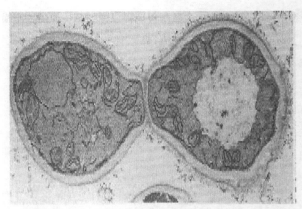

图4-7　酵母的子囊孢子

酵母的生活史

上代个体经一系列生长、发育阶段而产生下一代个体的全部过程，称为该生物的生活史或生命周期。

各种酵母的生活史可分为三种类型：单倍体型；双倍体型；单双倍体型。

1. 单倍体型

以八孢裂殖酵母生活史（图4-8）为代表

特点：营养细胞是单倍体；无性繁殖以裂殖方式进行；双倍体细胞不能独立生活，因为双倍体阶段短，一经生成立即减数分裂。

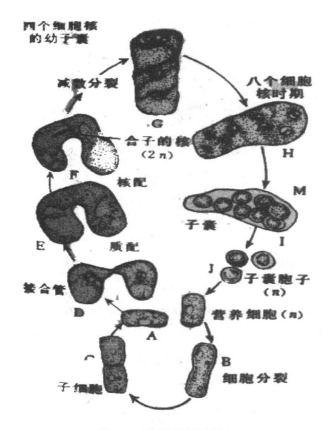

图 4-8　八孢裂殖酵母生活史

2. 双倍体型

以路德类酵母生活史（图 4-9）为代表

特点：营养体为双倍体，不断进行芽殖，双倍体营养阶段长，单倍体的子囊孢子在子囊内发生接合。单倍体阶段仅以子囊孢子形式存在，故不能独立生活。

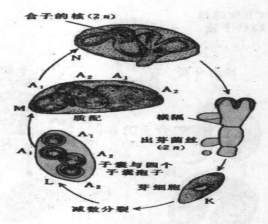

图 4-9 路德类酵母生活史

3. 单双倍体型

以啤酒酵母生活史（图 4-10）为代表

特点：单倍体营养细胞和双倍体营养细胞均可进行芽殖。营养体既可以单倍体形式也可以双倍体形式存在；在特定条件下进行有性生殖。单倍体和双倍体两个阶段同等重要，形成世代交替。

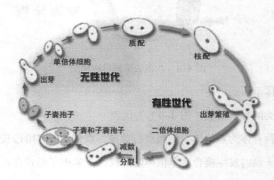

无性繁殖：多边出芽芽殖。

有性繁殖：子囊及子囊孢子。

图 4-10 啤酒酵母生活史

（二）丝状真菌

霉菌

1. 构成霉菌营养体的基本单位是菌丝。菌丝是一种管状的细丝，把它放在显微镜下观察，很像一根透明胶管，霉菌菌丝直径约为 2~10 μm，比一般细菌和放线菌菌丝大几到几十倍。菌丝一般分为两类（图 4-11），一类为无隔菌丝，即菌丝没有横隔壁，可视为一个单细胞，具有多个细胞核，如低等真菌中的根霉、毛霉、水霉等的菌丝。另一类是有隔菌丝，即菌丝具很多横隔壁，将其分隔成多个细胞，每个细胞中有 1 个、2 个或多个细胞核。如高等真菌中的青霉、曲霉、蘑菇等的菌丝。

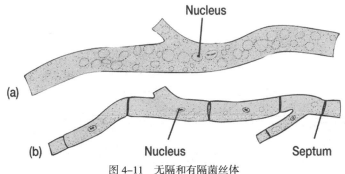

图 4-11　无隔和有隔菌丝体

对于无隔膜的菌丝体，整个菌丝为长管状单细胞，细胞质内含有多个核，其生长过程只表现为菌丝的延长、细胞核的裂殖增多以及细胞质的增加。

有隔膜的菌丝体，整个菌丝体为多细胞，每个细胞内含有一个或多个细胞核。虽然在外观上像是多细胞，但由于细胞质和细胞核可以自由流通，而且每个细胞的功能也都相同。

2. 有孔隔膜和封闭隔膜的特点

有孔隔膜

细胞壁向内作环状生长

支持菌丝强度

允许细胞质、细胞器、细胞核的流动

封闭隔膜

菌丝受损后，迅速堵塞以防止细胞质流失；也隔离衰老的菌丝。

生殖细胞的隔离：细胞分化

3. 霉菌菌丝的种类（图4-12）

营养菌丝（也称基质菌丝）；

气生菌丝；

繁殖菌丝（由气生菌丝进一步发育而来）；

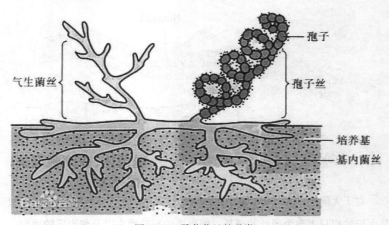

图4-12　霉菌菌丝的种类

4. 菌丝的特化

由于长期进化过程中，对于相应的环境条件已有了高度的适应性，并明显地表现在各种形态和功能不同的特化结构上；也称菌丝的变态（图4-13）。分为：营养菌丝的特化；气生菌丝的特化。

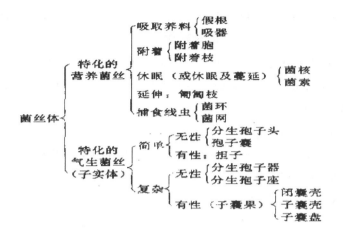

图 4-13　菌丝的特化

营养菌丝的特化结构

假根（rhizoid）（图 4-14）：根霉属（Rhizopus）等低等真菌的匍匐菌丝与固体基质接触处分化出来的根状结构，具有固着和吸收营养等功能。

匍匐菌丝（stolon）（图 4-14）：又称匍匐枝。毛霉目（Mucorales）真菌在固体基质上常形成与表面平行，具有延伸功能的菌丝。

吸器（haustorium）（图 4-15）：某些专性寄生性真菌侵入寄主后，菌丝在寄主细胞间隙蔓延，并侧生出短枝侵入细胞内形成指状、球状或丝状的构造，用以吸收细胞内的养料。

附着胞（adhesive cell）（图 4-16）：许多植物寄生菌在其芽管或老菌丝顶端发生膨大，并分泌出粘状物，借以牢固地粘附到宿主表面的结构。

附着枝（adhesive branch）（图4-17）：某些寄生真菌由菌丝细胞生出1～2个细胞的短枝，将菌丝附着于宿主体上的结构。

菌核（sclerotium）（图 4-18）：由菌丝集聚并分化成的形状、大小不一的团块状结构，是一种休眠的菌丝组织。

菌索 (rhizomorph, funiculus)：由大量菌丝平行聚集成的白色根状组织，具有促进菌体延长和抵御不良环境的功能。

菌丝陷阱（hyphal trap）（图4-19）：菌环（ring）和菌网（net）：一些具有捕食能力的真菌菌丝分化成的环状或网状的菌丝特化结构，用以捕捉线虫等微小动物。

气生菌丝的特化结构

子实体 (fruiting body, sporocarp)，气生菌丝特化的，在其内或其外可产生无性或有性孢子的，有一定形状和结构的菌丝体组织。

A. 结构简单的子实体

产无性孢子的：分生孢子头 (conidial head)（图4-20），如曲霉属（Aspergillus）、青霉属 (Penicillium)；孢子囊 (sporangium)（图4-21），如根霉属 (Rhizopus)、毛霉属 (Mucor)。

产有性孢子的：担子菌的担子（basidium）。

B. 结构复杂的子实体

产无性孢子的：分生孢子器、分生孢子座、分生孢子盘；

产有性孢子的：子囊果（ascocarp），主要分为闭囊壳、子囊壳和子囊盘。

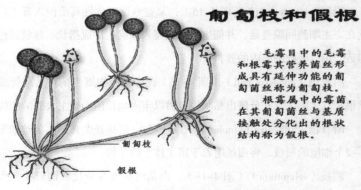

葡匐枝和假根

毛霉目中的毛霉和根霉其营养菌丝形成具有延伸功能的葡匐菌丝称为葡匐枝。

根霉属中的霉菌，在其葡匐菌丝与基质接触处分化出的根状结构称为假根。

——葡匐枝

——假根

图 4-14　假根和葡匐菌丝

吸 器

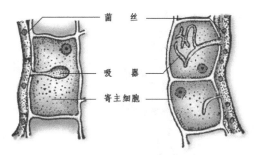

菌　丝

吸　器

寄主细胞

专性寄生真菌（如锈菌）从菌丝产生出的旁枝，
侵入寄主细胞内分化成指状、球状。

图 4-15　吸器

附着胞

许多植物寄生真菌的孢子萌发后，由芽管膨大而形成的附着
胞，以黏状物附着在寄主的表面，附着胞上形成的针状物感染菌
丝可侵入细胞的角质层。

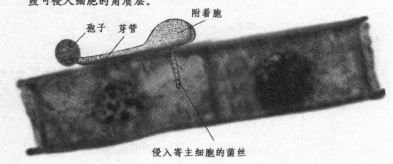

附着胞

孢子　芽管

侵入寄主细胞的菌丝

图 4-16　附着胞

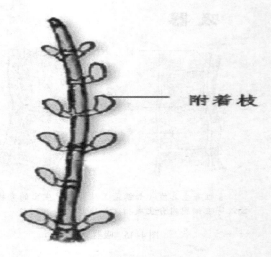

图 4-17　附着枝

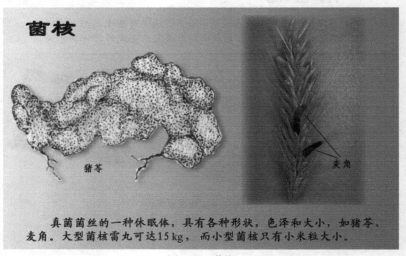

真菌菌丝的一种休眠体，具有各种形状，色泽和大小，如猪苓、麦角。大型菌核雷丸可达15 kg，而小型菌核只有小米粒大小。

图 4-18　菌核

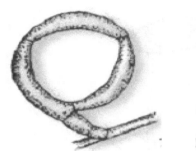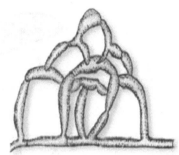

图 4-19　菌丝陷阱－菌环和菌网

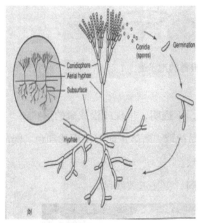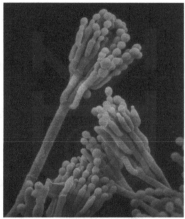

图 4-20　青霉菌的分生孢子头

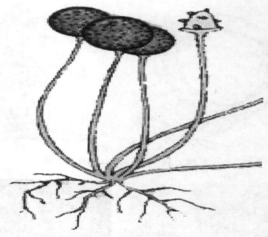

图 4-21　根霉的孢子囊

5. 霉菌的菌落（图 4-22）特点：

形态较大，质地疏松，外观干燥，不透明，呈现或松或紧的形状。

菌落和培养基间的连接紧密，不易挑取，菌落正面与反面的颜色、构造，以及边缘与中心的颜色、构造常不一致。

它们的菌落与细菌或酵母菌的不同，更接近放线菌。

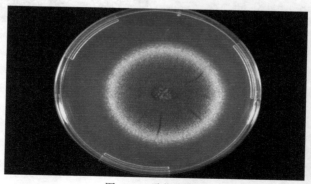

图 4-22　霉菌的菌落

6. 霉菌的繁殖方式及生活史

①繁殖方式：无性繁殖

有性繁殖

准性生殖即在不进行有性生殖（减数分裂）的情况下发生基因重组的生殖过程。

②霉菌的繁殖方式

真菌的繁殖不仅导致新个体的形成，而且形成能抵御不良环境和有利于传播的结构，以利于种族的延续。

霉菌具有极强的繁殖能力，可以通过无性繁殖或有性繁殖方式产生大量新个体。虽然其菌丝体上任一部分的菌丝碎片都能进行繁殖，但在正常自然条件下，它们还主要靠形形色色的无性或有性孢子进行繁殖——陆生性。霉菌的孢子具有小、轻、干、多以及形态色泽各异、休眠期长和抗逆性强等特点，有助于真菌在自然界中随机散播和繁殖。

对人类的实践来说，孢子的这些特点有利于接种、扩大培养、菌种选育、保藏和鉴定等。对人类不利之处则是易于造成污染、霉变和易于传播动植物的真菌疾病。

A. 霉菌的无性繁殖

不经两性细胞配合，只是营养细胞的分裂或营养菌丝的分化（切割）而形成新个体的过程。无性孢子通常有以下几种：

菌丝断裂（图4-23）

分生孢子（图4-24）：分生孢子可由分生孢子梗、分生孢子座、分生孢子盘、分生孢子器形成，也可由菌丝直接形成；分生孢子形状各异。

孢囊孢子（图4-25）：顶端菌丝膨大形成孢囊，囊的下方有一层隔膜与菌丝分开形成囊轴.

节孢子（图4-26）：菌丝从横隔处断裂并同时形成，常成串、短柱状。

由白地霉等产生。

厚坦孢子（图4-27）：部分菌丝细胞变圆，原生质浓缩，周围生出厚壁。脂肪含量很高，是真菌的休眠体，可抵抗热、干燥等不良环境。

芽生孢子（图4-28）：菌丝细胞壁最柔软的部分像芽一样突起来，然后子细胞的核移入到芽体。

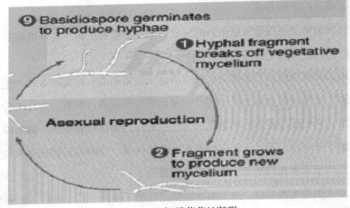

图4-23　担子菌菌丝断裂

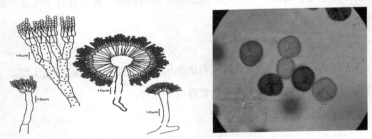

图4-24　分生孢子

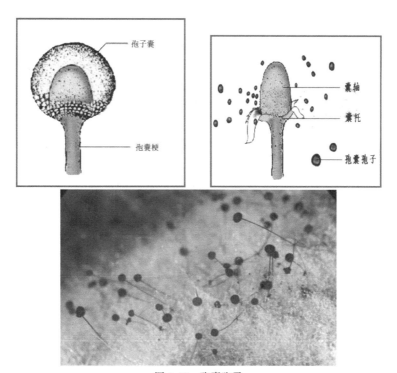

图4-25　孢囊孢子

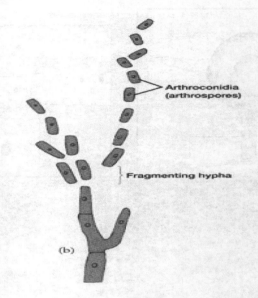

图 4-26　节孢子

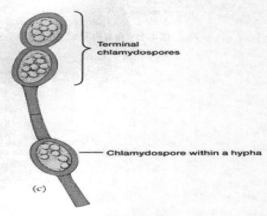

图 4-27　厚坦孢子

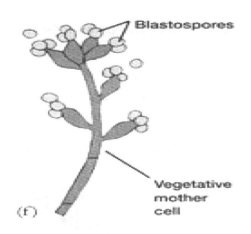

图 4-28　芽生孢子

B.霉菌的有性繁殖：两个性细胞结合产生新个体的过程。有一些霉菌，至尽尚未发现其生活史中存在有性繁殖阶段，这类霉菌称为半知菌。繁殖过程包括质配、核配、减数分裂三个过程：

质配：两个性细胞结合，细胞质融合，成为双核细胞，每个核均含单倍染色体（n+n）。

核配：两个核融合，成为二倍体接合子核，此时核的染色体数是二倍（2n）。

减数分裂：具有双倍体的细胞核经过减数分裂，核中的染色体数目又恢复到单倍体状态。

霉菌有性孢子繁殖的特点

霉菌的有性繁殖不如无性繁殖那么普遍，多发生在特定条件下，往往在自然条件下较多，在一般培养基上不常见。

有性繁殖方式因菌种不同而异，有的两条营养菌丝就可以直接结合，有的则由特殊的性细胞（性器官）——配子囊或由配子囊产生的配子来相互交配，形成有性孢子。

核配后一般立即进行减数分裂，因此菌体染色体数目为单倍，双倍体只限于接合子。

霉菌的有性繁殖存在同宗配合和异宗配合两种情况。

异宗配合：不同交配型的核在不同的菌丝体中。

同宗配合：不同交配型的核在同一个菌丝体中。

霉菌的有性孢子包括接合孢子（图4-29）、子囊孢子（图4-30）、担孢子（31）等。

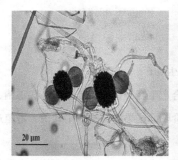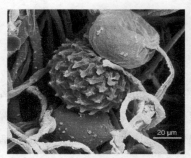

图4-29 接合孢子

接合菌的生活史

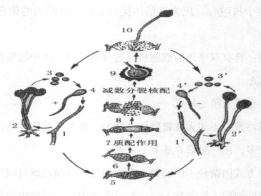

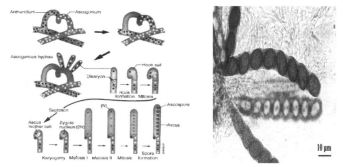

图 4-30　子囊孢子

子囊菌的生活史

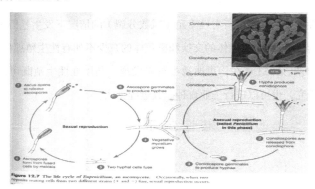

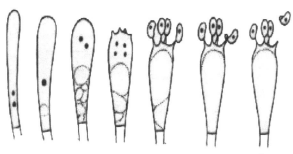

图 4-31　担孢子的形成过程

锁状联合（图4-32）：担子菌双核菌丝细胞增殖的一种独特方式，保证每个菌丝细胞内都含有两个不同性别的核。

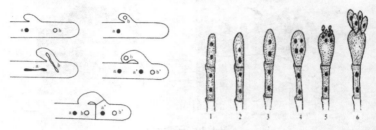

图4-32　担孢子锁状联合

C. 准性生殖（parasexuality）

准性生殖：在不进行有性生殖（减数分裂）的情况下发生基因重组的生殖过程，在该过程中染色体的交换和染色体的减少不如有性生殖那样有规律，并且不协调。1953年在构巢曲霉中首先发现。利用准性生殖既可以进行遗传学的研究，也可以进行工业育种。其过程见图：

准 性 生 殖

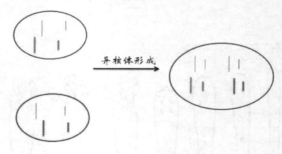

图4-33　准性生殖过程

6. 常见霉菌

①曲霉属

曲霉菌丝有隔膜，为多细胞霉菌。分生孢子梗顶端膨大成为顶囊，一般呈球形。曲霉属中的大多数仅发现了无性阶段，极少数可形成子囊孢子，故在真菌学中仍归于半知菌类。

②黄曲霉

多见于发霉的粮食、粮制品及其他霉腐的有机物上。菌落生长较快，结构疏松，表面灰绿色，背面无色或略呈褐色。黄曲霉毒素存在于土壤，动植物，各种食品（如花生，核桃，大豆，稻谷，玉米，通心粉，调味品，牛奶，奶制品，食用油等制品）。一般在热带和亚热带地区，食品中黄曲霉毒素的检出率比较高，在中国（广西地区的产毒黄曲霉最多）产生黄曲霉毒素的产毒菌种主要为黄曲霉，黄曲霉毒素是黄曲霉和寄生曲霉的代谢产物。

③青霉属

青霉属真菌的总称。半知菌类，串珠霉目的一属。间有性生殖阶段。菌丝为多细胞分枝。无性繁殖时，菌丝产生直立的多细胞分生孢子梗。梗的顶端不膨大，但具有可继续再分的指状分枝，每枝顶端有 2 ~ 3 个瓶状细胞，其上各生一串灰绿色分生孢子。分生孢子脱落后，再适宜的条件下萌发产生新个体。有性繁殖绝无仅有，如有发现，多归于子囊菌纲曲霉科。常见于腐烂的水果、蔬菜、肉食及衣履上，多呈灰绿色。亦能引起柑橘的青霉病。有些种类如点青霉和黄青霉等可提取青霉素，灰黄青霉等可提取灰黄霉素。

二、总结

①真核微生物包括真菌、假菌、粘菌、显微藻类及原生动物。

②真菌是指那些不含叶绿体、化能有机营养类型、通常以孢子进行繁殖、不运动的真核微生物。它们广泛存在于潮湿之处，种类繁多，对人类很重要，既有益又有害。和异养型细菌一样，由于细胞壁的存在，真菌通过分泌胞外水解酶的方式获得营养。

③真菌是一种真核微生物，细胞核具有完整的核膜，与其他真核生物不同，在其有丝分裂和减数分裂过程中核膜仍然保持完整，核仁不消失。

④低等真菌中菌丝没有横隔（繁殖结构除外），而高等真菌中则有，横隔具有支持菌丝强度和隔离的功能。根据有无横隔和有性繁殖方式，真菌可分为接合菌纲、子囊菌纲、担子菌纲和半知菌类。

⑤菌根是植物的根与真菌的共生体，有菌根的植物比无菌根的能更有效地从周围环境中吸收营养。菌根在陆生植物中非常重要，并且可能在水生到陆生的进化过程中扮演了重大作用。

⑥真菌在酿造工业中应用广泛，在医药工业中，主要用于生产青霉素和肾上腺皮质激素类药物，霉菌在自然界是纤维素和木质素的主要分解者，霉菌是植物的主要病原菌。有一些真菌是人类的病原菌，造成浅部感染、深层感染以及机会感染。

⑦酵母并非分类学的术语，通常是指以芽殖、少数以裂殖进行无性繁殖的单细胞真菌。酵母主要属于子囊菌和半知菌（假酵母），少数为担子菌和接合菌。酵母只能利用糖类作为碳源，因此被称为"糖菌"，酵母发酵可产生酒精。酿酒酵母是结构最简单、第一个完成全基因组序列测定的真核微生物，酵母转化技术已经成熟，以其为对象，研究线粒体遗传、性的控制、有丝分裂机制和真核生物基因表达调控成为热点。酵母可发生接合性转换。形成假菌丝是酵母重要的形态学特征，具有分类学上的意义。裂殖酵母与更高等的真核细胞有许多相似的性质，因此在理论和实际上有很好的应用前景。不同接合型的酵母细胞或孢子融合后形成子囊孢子，并不是通过钩状形成方式产生的。酵母的生活史类型有单倍体型、双倍体型和单双倍体型。在真核生物中，营养细胞以单倍体存在是真菌所特有。

⑧食用真菌和药用真菌大多属于担子菌，可形成大型子实体（也称为蕈菌），蕈菌的细胞构造、发育特点、生物学特性、进化历史和基本研究方法与霉菌类似。担子菌通过锁状联合起到营养与蔓延的作用，保证每个菌丝细胞内都含有两个不同性别的核。在特化的气生菌丝——担子上形成担孢子。

⑨真菌的有性繁殖发生在营养生长到一定程度之后，也不如无性繁殖那么经常与普遍，多发生在特定条件下，往往在自然条件下较多，在一般培养基上不常见。许多菌种在任何时间都能产生有性孢子，但大多数真菌的有性孢子在秋季和冬季产生，产生后就进入休眠。所以真菌的有性孢子有越冬和渡过不良生长季节的功能。有性繁殖存在同宗配合和异宗配合两种情况。

⑩在大多数生物中，遗传变异仅来自有性生殖，无性生殖仅仅导致同亲代遗传相同的子代个体的产生。尽管无性生殖在稳定的环境中具有优越性，但当环境发生变化时，不能提供遗传上的灵活性。子囊菌、担子菌以及半知菌等在有性生殖缺乏时，产生异核现象，从而提供了除有性生殖外的遗传灵活性。进行准性生殖的细胞和一般体细胞没有什么不同，不产生在特殊的囊器中。因此对于无有性生殖或有性生殖不常见的真菌，可通过准性生殖进行遗传学分析和工业生产育种。

真菌的遗传与变异

一、真菌的遗传

（一）真菌遗传学的特点

1. 绝大多数为单倍体，一套染色体。

2. 不产生等位基因之间的互相掩盖，使得遗传学分析变得简单而容易。

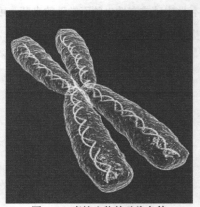

图 5-1　真核生物特殊染色体

（二）真菌遗传学的研究优点

1. 单倍体（haploid）

异宗配合时大部分时期为异核体，虽然细胞由两个核所组成，但仍是单倍体，因为这两个核共存于一个细胞中并未融合，这类异核体我们叫作双核体 (n+n)，与双倍体 (2n) 相区别。动植物的显隐性发生在同一核内的等位基因之间，真菌异核体是发生在两个核之间，叫作互补作用。

2. 异核体（heterokaryon）

异核体的形成使得真菌在外界环境条件改变的情况下具有广泛的适应性。

3. 交换现象（Phenomenon of crossing-over）

这是遗传重组的重要过程，减数分裂后产生的单倍体的核以一定顺序排列于子囊内，一个核形成一个子囊孢子，这些子囊孢子有顺序的直线排列于筒状的子囊内。

4. 体细胞交换（somatic crossing over）

核融合现象还是存在的，所得到的杂合二倍体的核通常不进行有丝分裂交换，具有相对的稳定性。这对于研究体细胞交换是一个绝好的材料。这些杂合二倍体的核能通过不规则的减数分裂转变为单倍体状态，于是这些单倍体的核是在没有性的参与下而进行遗传重组，这一现象叫作准性生殖(parasexuality)。

5. 真核体（eukaryotic）

6. 基因组学研究的模式生物

真菌基因组较小、细胞周期简单。它们可以在简单而固定的培养基上生长，能够精确控制环境因素，那么像突变、杂交、转化、基因敲除、物理图谱和其他遗传操作均可在简单而固定的培养基上进行。

（三）准性生殖 (parasexuality)

是真菌中一种导致基因重组的过程，即异核体菌丝细胞中两个遗传物质不同的细胞核可以结合成杂合二倍体的细胞核，这种二倍体细胞核在有丝分裂过程中可以发生染色体交换和单倍体化，最后形成遗传物质重组的单倍体的过程。

着丝粒作图（centromere mapping）：就是利用分裂分离来确定是否重组，再来计算标记基因到着丝点之间的图距。

重组率 = （交换型子囊数 / 总子囊数）× 1/2 × 100%

这一公式和真核生物重组率的计算原理相同，都是计算重组型占后代总数的比。因为我们统计的单位不是子囊孢子，而是一个子囊中含有 8 个子囊孢子，它们来自四条染色单体，即使是重组型的子囊里面含的四条染色单体中也只有两条发生了交换，还有两条未发生交换，所以必须乘以 1/2 。

1. 准性生殖的过程

异核体的形成

核的二倍体化（杂合二倍体的形成）

有丝分裂分离（即二倍体到单倍体的恢复）

①异核体的形成：是进行准性生殖的必需条件

异核体：同一营养体中两种或两种以上遗传物质不同的细胞。

同核体：同一真菌营养体中不同细胞核的遗传物质是相同的。

异核现象产生的原因：

营养体内的某些细胞核发生突变；

由于菌丝的融合，即有些真菌的两根菌丝相互靠近时，可以从侧面分别产生突起或分枝，当两个突起或分枝接触后，接触点上的细胞壁消解，两个菌丝细胞连接起来，菌丝间的细胞质和细胞核，可以相互交流。如果发生菌丝融合的两个菌丝细胞的细胞核遗传物质不同，就会形成异核体。

真菌菌丝之间是否能够发生菌丝融合，融合后是否能继续生存，取决真菌营养体的亲和性。

营养体亲和性：是指真菌不同菌株间菌丝融合并生存的能力，它反映同一真菌种内不同菌株间的亲缘关系。营养体亲和的真菌可以发生菌丝融合并在融合后生存下去。营养体不亲和的菌株，菌丝之间不发生融合或融合后融合细胞迅速死亡。

②核的二倍体化：在异核体内，两个遗传性状不同的细胞核偶尔能融合

成一个二倍的杂合核，叫作杂合二倍体，从这个二倍体核能够形成一个稳定的杂合二倍体的无性繁殖系。

③有丝分裂分离：在杂合二倍体无性繁殖系中，有极少数的细胞核在它们的分裂过程中能发生体细胞交换、分离而产生二倍体或单倍体分离子，即重组体 (recombinant)。

2. 准性生殖的最后结果表现为：

①像出发菌株一样的单倍体；

②具有出发菌株的染色体或染部分色体的单重组体；

③一小部分二倍体菌株；

④此外也不能排除一小部分的三倍体或多倍体。

3. 准性生殖与有性生殖的区别：有性生殖是通过减数分裂进行遗传物质重组而产生单倍体，而准性生殖是通过二倍体细胞核的有丝分裂交换进行遗传物质的重新组合，并通过产生非整倍体后不断丢失染色体来实现单倍体化的。

4. 准性生殖在遗传学中的应用

①真菌学家利用突变株或其他遗传性状不同的菌株通过诱导的方法使其融合，而且准性生殖导致重组子的形成。

②准性生殖可以用于确定连锁群，基因顺序以及着丝点的位置。

③利用准性生殖过程，通过诱导方法选育具有优良性状的生产用菌株。

④最好的方法是在两个营养缺陷型突变株之间创造一个异核体，目前采用原生质体融合技术，通过互补作用获得杂合二倍体。杂合二倍体的有丝分裂重组的发生频率很低，可以通过 X-ray 、UV 、 丝裂霉素和亚硝酸处理而提高。

⑤单倍体化的完成一般采用低浓度的对氟苯丙酸或多菌灵等处理，最后在平板菌落中挑取扇形角变的菌落孢子，即为单倍体分离子。

（四）脉孢霉（链孢霉）及其遗传分析

粗糙链孢霉（Neurospora crassa）又称红色面包霉，属于真菌中的子囊菌纲、球壳目、脉孢菌属，目前已知 4 ~ 5 种。粗糙链孢霉是低等的真核生物，对其进行遗传学分析具有以下特点：

子囊孢子是单倍体，没有显隐性，其表型直接反应其基因型；

一次只分析一个减数分裂的产物，就可观察到遗传结果，简单易行；

体积小，易培养，繁殖快，一次杂交就能产生大量的后代，便于获得正确的统计学结果；

既能进行有性生殖，又能进行无性生殖，其染色体的结构和功能类似于高等动植物，研究结果可在遗传学广泛应用；

子囊孢子在子囊中的线性排列顺序，与减数分裂中期染色体在赤道板两侧的排列顺序相同，便于观察。

1. 脉孢菌的生活史

①脉孢菌属的真菌被广泛地用于遗传学和生物化学方面的研究。

最著名的有粗糙脉孢菌（N. crassa）和好食脉孢菌（N.sitophila）。

两种菌的子囊都含有 8 个子囊孢子，而且它们都是异宗配合

②脉孢菌属具备生物化学和遗传学研究工具的特点

野生型菌系对营养要求很简单，生长和有性生殖均很迅速；

紫外线照射分生孢子能很快引起突变型的产生；

很容易用解剖子囊的方法进行四分体分析

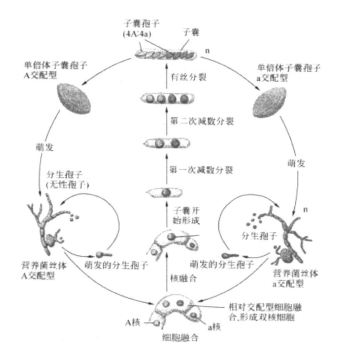

脉孢菌生活周期及其减数分裂过程

图 5-2　脉孢菌的生活史

　　链孢霉有两种繁殖方式，一种是无性繁殖，当其孢子（N）或菌丝落在营养物上，孢子萌发，菌丝生长形成菌丝体（N）。另一种是有性繁殖，两个亲本必须是不同的交配型（matig type）A 和 a，各自的分生孢子会散落在不同交配型子实体的受精丝上，进入子实体，进行核融合，形成 2n 核，（A/a）。二倍体时期十分短暂，很快进行减数分裂，最后再经过一次有丝分裂，在子囊中产生 8 个单倍体的子囊孢子，子囊孢子成熟后又可萌发，长成新的菌丝体。

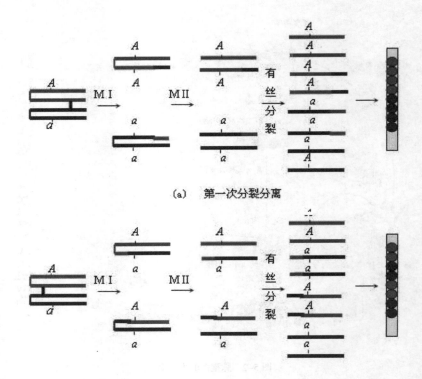

(a) 第一次分裂分离

(b) 第二次分裂分离

图5-3 红色链孢霉的第一次分裂分离和第一次分裂分离

在同源染色体上如果有一对等位基因A和a，如果交换发生在A和着丝点之外，那么在第一次减数分裂时A和a就完全分开进入不同的两极，至于各向哪一极移动是随机的，但一旦确定就决定了以后子囊孢子排列的位置。第二次减数分裂时，染色单体各自分开，分别进入4个孢子，进一步有丝分裂形成了8个子囊孢子，野生型为黑色，营养缺陷型为白色，4黑4白有序排列，这种类型表明在A和着丝点之间未发生交换，或没有有效的交换。此称为第一次分裂分离（first division segregation）。

若在 A 基因和着丝点之间发生了一次交换，那么第一次减数分裂时，一对同源染色体的两条姊妹染色单体携带了 A 和 a，进入同一个子细胞，A 和 a 没有分离，同样它们趋向两极时是随机的，直到第二次减数分裂形成四分子时，着丝粒也分开，A 和 a 才分开，各自进入一个子囊孢子中，故称为第二次分裂分离（second division segregation）。

第二次分裂时 A 和 a 趋向哪一级也是随机的，一旦确定就决定了最后的 8 个子囊孢子的排列方式。由于第一次和第二次减数分裂的随机性，最后 8 个子囊孢子的排列有几种不同的组合，但绝不会是 4 黑 4 白，总是两两相间。第二次分离表明在标记基因和着丝粒之间发生了一次交换。

2. 四分体分析

①在许多真菌中可以运用四分体分析，多细胞生物中通常因为减数分裂的四个产物一般不能全部获得。

②（顺序）四分体分析：在一般情况下，子囊孢子的基因型不可能直观地测定，将一个子囊中的 8 个子囊孢子依次序分离培养，建立单孢子培养，就可以测定每一个孢子的基因型，对每一个孢子进行遗传分析并测定每一个基因型按某一种顺序出现的频率的过程。

③非顺序四分体（图 5-4）的基因定位：假若减数分裂之后孢子不作有规律地排列，也可以进行基因定位。

④一个以上的基因分离时，可以用与四分体分析相类似的方法来测定两个基因是否连锁，如果位于同一条染色体上，它们应当一起分离，如果位于不同的染色体上，应当单独分离，一旦连锁被建立，两个基因之间的距离则可以根据遗传重组的频率来测定。

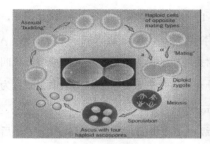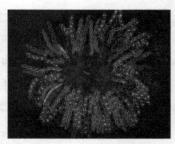

图 5-4 酵母的无序四分体分析

3. 链孢霉的连锁作图

	(1)	(2)	(3)	(4)	(5)	(6)	(7)
四分体基因型	+ ad	+ +	+ +	+ ad	+ ad	+ +	+ +
	+ ad	+ +	+ ad	nic ad	nic ad	nic ad	nic ad
	nic +	nic ad	nic +	+ +	+ ad	nic ad	nic ad
	nic +	nic ad	nic ad	nic +	nic +	nic ad	nic +
分离分离	M=1 ROMAN I M=1 ROMAN I	M=1 ROMAN I M=1 ROMAN I	M=1 ROMAN I M=2 ROMAN II	M=2 ROMAN II M=1 ROMAN II	M=2 ROMAN II M=2 ROMAN II	M=2 ROMAN II M=2 ROMAN II	M=2 ROMAN II M=2 ROMAN II
子囊类型	(PD)	(NPD)	(T)	(T)	(PD)	(NPD)	(T)
子囊数	808	1	90	5	90	1	5
染色体交换							

表 5-1 链孢霉的连锁作图

根据着丝粒作图公式可算出各标记与着丝粒之间的图距。着丝粒与 nic 座位之间的图距可通过各种子囊型中重组型的子囊数来计算，根据表 5-1，只有第 4，5，6，7 型子囊在 nic 和着丝粒之间才存在 MII，即发生交换重组，所以

RF（着丝粒 –nic）=[(4)(5)(6)(7) /1000]51/25100%

=[(5+90+1+5) /1000] × 1/2

=5.05%=5.05 (m.u)

同理 RF（着丝粒 –ad）=[(3) (5) (6) (7) /1000]51/25100%

=[(90+90+1+5) /1000] × 1/2

=9.30 % = 9.30 (m.u)

计算的结果告诉我们：

nic 和着丝点之间的距离为 5.05 图距单位(m.u.)。ad 和着丝点之间的 9.30 (m.u)。

目前知道了 nic 和 ad 是在同一条染色体上以及它们和着丝点的距离，排除下图的第一种可能；但还不知道具体的顺序排列。因根据目前的信息有两种可能：（1）nic 和 ad 分别位于着丝点的两侧；（2）nic 和 ad 位于着丝粒的同侧。

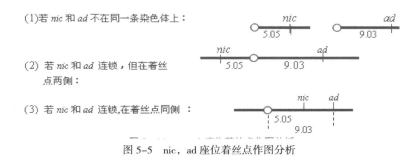

(1)若 nic 和 ad 不在同一条染色体上：

(2) 若 nic 和 ad 连锁，但在着丝点两侧：

(3) 若 nic 和 ad 连锁，在着丝点同侧 ：

图 5-5　nic，ad 座位着丝点作图分析

假设两个位点在着丝点的两侧，那么 nic 和着丝点之间的重组与 ad 和着丝点之间的重组上各自独立的，也就是说 nic 和着丝点之间发生一次重组不会影响到 ad 和着丝点之间的关系；相反，若两个座位都在着丝点的同侧，一旦 nic 和着丝点之间发生了一次交换，若不存在双交换的话，必使 ad 和着丝粒也产生重组。从前面的资料来看，nic 和着丝粒之间产生的子囊为（4）（5）（6）（7），共 101 个子囊，其中（5）（6）（7）型子囊共 96 个同时也发生了 ad 和着丝粒之间的重组，表明基本是符合第二种情况，那么为什么有五次不同步发生重组呢？从表中不难看出，不同步的仅为第四种子囊

型，两个座位分别为 MII、MI，共 5 个子囊，从重组的图中很清楚地看到是由于在 nic 和 ad 之间发生了一次双交换，结果使 ad 和着丝粒之间未能重组。

例如：现在假设酵母有两基因位点 a 和 b，我们想确定它们是否连锁，如果连锁还要计算 a b 之间的图距。

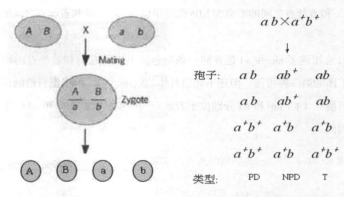

图 5-6 酵母减数分裂的产物   图 5-7 无序四分子三种可能的类型

当两个基因 a、b 在不同染色体上时，PD 和 NPD 的四分体不是因为交换而产生，而是由于在减数分裂中期染色体的不同排列所造成的。由于四条染色体在中期板上排列的状态是独立的，一对同源染色体分别向两极的移动是随机的，所以 PD 和 NPD 型的四分子的频率相等，NPD 应占 50%。

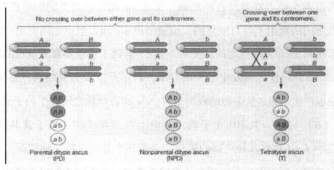

图 5-8 酵母的无序四分子只可能有三种类型：PD、NPD 和 T 型

如果两个基因连锁，各种四分体的类型如下图所示，若未发生交换，产生亲二型（PD），如在两个基因间发生一次交换，结果产生两个亲组合和两个重组合的染色体称为四型（T）。若发生双交换的话，仍是亲二型（PD）；若发生三链交换的话，则涉及到四条染色体中的三条，有两种形式：1—3 三链双交换和 2—4 三链双交换，其结果是产生四型的子囊，即两条染色体是重组的，两条染色体是亲组合的。最后一种是四链双交换，产生的子囊是NPD。NPD 是 4 种双交换中的一种，应当比较少。如下图所示

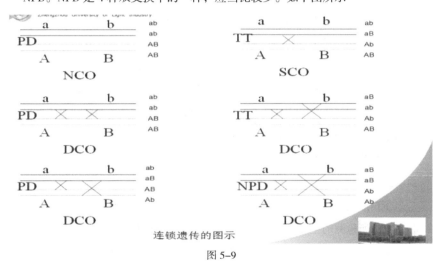

连锁遗传的图示

图 5-9

如果 PD 的频率远大于 NPD 子囊的频率，即 PD>> NPD，我们就可以推断这两个基因是连锁的。

一旦已确定两个基因是连锁的，只要具有各种类型子囊数据的资料，就可以根据作图公式来计算两个基因之间的距离

（五）分子标记的相关知识

分子标记：是以个体间遗传物质内核苷酸序列变异为基础的遗传标记，是 DNA 水平遗传多态性的直接的反映；与形态学标记、生物化学标记、细

胞学标记统称为遗传标记

广义的分子标记是指可遗传的、并可检测的 DNA 序列或蛋白质。蛋白质标记包括种子贮藏蛋白和同工酶（指由一个以上基因位点编码的酶的不同分子形式）及等位酶（指由同一基因位点的不同等位基因编码的酶的不同分子形式）。

狭义的分子标记概念只是指 DNA 标记，而这个界定现在被广泛采纳。本文中也将分子标记概念限定在 DNA 标记范畴。

形态标记：指肉眼可见的或仪器测量动物的外部特征（如毛色、体型、外形、皮肤结构等），以这种形态性状、生理性状及生态地理分布等特征为遗传标记，研究物种间的关系、分类和鉴定。形态学标记研究物种是基于个体性状描述，得到的结论不够完善，且数量性状很难剔除环境的影响，需生物统计学知识进行严密的分析。但是用直观的标记研究质量性状的遗传显得更简单、更方便。目前此法仍是一种有效手段并发挥着重要作用。

生物化学标记：以动物体内的某些生化性状为遗传标记，主要指血型、血清蛋白及同工酶。

蛋白质电泳技术作为检测遗传特性的一种主要方法得到了广泛的应用。蛋白电泳所检测的主要是血浆和血细胞中可溶性蛋白和同工酶中氨基酸的变化，通过对一系列蛋白和同工酶的检测，就可为动物品种内的遗传变异和品种间的亲缘关系提供有用的信息。但是，蛋白和同工酶都是基因的表达产物，非遗传物质本身，它们的表现易受环境和发育状况的影响；这些因素决定了蛋白电泳具有一定的局限性，但是蛋白电泳技术操作简便、快速及检测费用相对较低，日前仍是遗传特性研究中应用较多的方法之一。

细胞遗传标记：遗传标记的一种，指对处理过的动物个体染色体数目和形态进行分析，主要包括：染色体核型和带型及缺失、重复、易位、倒位等。一个物种的核型特征即染色体数目、形态及行为的稳定是相对的，故可作为一种遗传标记来测定基因所在的染色体及在染色体上的相对位置，染色体是遗传物质的载体，是基因的携带者，染色体变异必然会导致生物体发生遗传变异，是遗传变异的重要来源。通过比较动物与其近缘祖先的染色体数目和结构，追溯动物的起源和演化，检测动物的遗传特性，为动物育种提供较好的方法。

理想的分子标记必须达到以下几个要求：

具有高的多态性；

共显性遗传，即利用分子标记可鉴别二倍体中杂合和纯合基因型；

能明确辨别等位基因；

遍布整个基因组；

除特殊位点的标记外，要求分子标记均匀分布于整个基因组；

选择中性（即无基因多效性）；

检测手段简单、快速（如实验程序易自动化）；

开发成本和使用成本尽量低廉；

在实验室内和实验室间重复性好（便于数据交换）。

但是，目前发现的任何一种分子标记均不能满足以上所有要求。

1. 限制性片段长度多态性 (Restriction Fragment Length Polymorphism, RFLP)：第一代分子遗传标记。

①原理：用限制性内切酶切割不同个体的 DNA 时，如果存在酶切位点的变化，就会产生长度不同的 DNA 片段，电泳后用克隆探针检测时，就会出现泳动行为的改变。

②基本过程：取得 DNA 样本——酶切——电泳——转移至硝酸纤维膜上——DNA 探针杂交——放射自显影

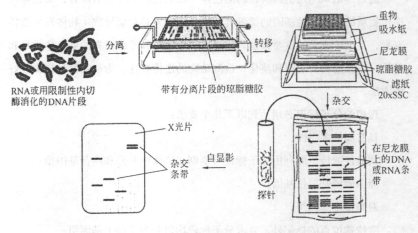

图 5-10 Southern 杂交或 Northern 杂交过程示意图

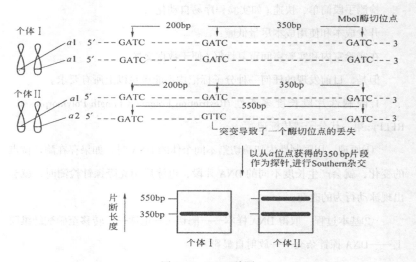

图 5-11 RFLP 检测

RFLP 的等位基因其有共显性特点。RFLP 标记位点数量不受限制，通常可检测到的基因座位数为 1 ~ 4 个。

RFLP 技术也存在一些缺陷,主要是克隆可表现基因组 DNA 多态性的探针较为困难;另外,实验操作较繁锁,检测周期长,成本费用也很高。自 RFLP 问世以来,已经在基因定位及分型、遗传连锁图谱的构建、疾病的基因诊断等研究中仍得到了广泛的应用。

③ PCR-RFLP

如果已知多态性位点周围的 DNA 序列,则可用 PCR 快速而简单地进行 RFLP 分析。

首先根据多态位点两侧序列设计和合成引物;以基因组 DNA 为模板进行 PCR 扩增;用相应的内切酶进行消化;再进行电泳,分析 PCR 区带判断多态性

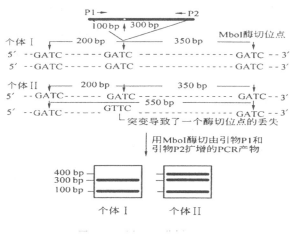

图 5-12 用 PCR 分析 RFLP

2. 数目可变串联重复多态性 (Variable Number of Tandem Repeats,VNTR)

数目可变串联重复序列又称小卫星 DNA (Minisatellite DNA),是一种重复 DNA 小序列,为 10 到几百核苷酸,拷贝数 10 ~ 10001 不等。VNTR 基

本原理与 RFLP 大致相同，只是对限制性内切酶和 DNA 探针有特殊要求：

①限制性内切酶的酶切位点必须不在重复序列中，以保证小卫星或微卫星序列的完整性。

②内切酶在基因组的其他部位有较多酶切位点，则可使卫星序列所在片段含有较少无关序列，通过电泳可充分显示不同长度重复序列片段的多态性。

③分子杂交所用 DNA 探针核苷酸序列必须是小卫星序列或微卫星序列，通过分子杂交和放射自显影后，就可一次性检测到众多小卫星或微卫星位点，得到个体特异性的 DNA 指纹图谱。

3. 随机扩增多态性 DNA(Random Amplified Polymorphism DNA，RAPD)

RAPD 技术是 1990 年由 Wiliam 和 Welsh 等人利用 PCR 技术发展的检测 DNA 多态性的方法。基本原理：它是利用随机引物（一般为 8 ~ 10 bp）通过 PCR 反应非定点扩增 DNA 片段，然后用凝胶电泳分析扩增产物 DNA 片段的多态性。扩增片段多态性便反映了基因组相应区域的 DNA 多态性。RAPD 所使用的引物各不相同，但对任一特定引物，它在基因组 DNA 序列上有其特定的结合位点，一旦基因组在这些区域发生 DAN 片段插人、缺失或碱基突变，就可能导致这些特定结合位点的分布发生变化，从而导致扩增产物数量和大小发生改变，表现出多态性。就单一引物而言，其只能检测基因组特定区域 DNA 多态性，但利用一系列引物则可使检测区域扩大到整个基因组，因此，RAPD 可用于对整个基因组 DNA 进行多态性检测，也可用于构建基因组指纹图谱。

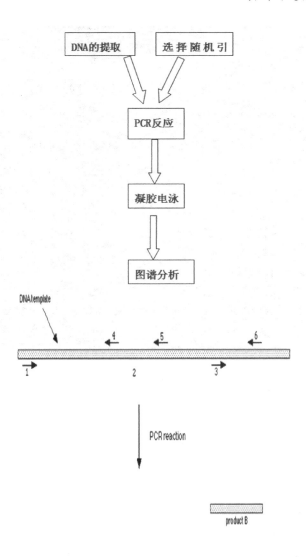

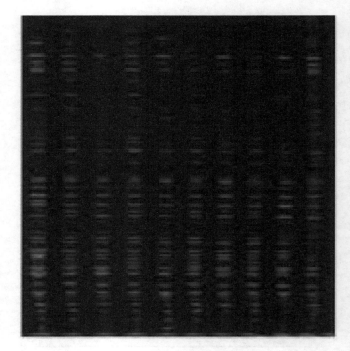

图 5-13 ** 凝胶图谱

与 RFLP 相比，RAPD 具有以下优点：

技术简单，检测速度快；

RAPD 分析只需少量 DNA 样品；

不依赖于种属特异性和基因组结构，一套引物可用于不同生物基因组分析；

成本较低。

但 RAPD 也存在一些缺点：

RAPD 标记是一个显性标记，不能鉴别杂合子和纯合子；

存在共迁移问题，凝胶电泳只能分开不同长度 DNA 片段，而不能分开那些分子量相同但碱基序列组成不同的 DNA 片段；

RAPD 技术中影响因素很多，所以实验的稳定性和重复性差。

4. 任意引物 PCR(Arbitrarily Primed Polymerase Chain Reaction， AP-PCR)

在 AP-PCR 分析中，所使用的引物较长 (10 ~ 50 bp) ， PCR 反应分为两个阶段，首先寡核苷酸引物在低严谨条件下与模板 DNA 退火，此时发生了一些合成，以便稳定模板与引物之间相互作用。然后进行高严谨退火条件的循环，两个位点间那些序列在低严谨度退火条件下发生的引物延伸可继续在高严谨条件下扩增。采用变性聚丙烯酰胺凝胶电泳分析 PCR 产物，最终反应结果与 RAPD 类似。只要设计的引物在低严谨退火条件下能减少引物产生人为产物，应用成对组合的引物可以产生新的 AP-PCR 谱带，但引物配对组合使用时，得到的图谱与单引物单独使用时产生的图谱之和很不相同，这样，50 个引物能产生 1250 种不同指纹图谱。

AP-PCR 方法不需预知序列资料，而且检测的基因组样本是任意的，还能够用于检测近等基因系 (或同类系) 中的多态性。AP-PCR 的缺点是每个新的多态性都必须经纯化才能进一步使用。另外，此方法在杂合体中仅可辨别长度多态性。

5.DNA 扩增指纹印迹 (DNA Amplification Fingerprinting，DAF)

DAF 是一种改进的 RAPD 分析技术，与 RAPD 技术不同的是，DAF 分析中所使用的引物浓度更高，长度更短 (一般为 5 ~ 8 bp)，因此它所提供的谱带信息比 RAPD 大得多，如当使用 5 个核苷酸的引物时，引物和模板的组合大约可扩增出 10 ~ 100 个 DNA 片段。PCR 扩增产物在凝胶上进行分离，通过银染即可产生非常复杂带型。

6. 序列标志位点 (Sequence Tagged Sites，STS)

STS 是对以特定对引物序进行 PCR 特异扩增的一类分子标记的统称。通过设计特定的引物，使其与基因组 DNA 序列中特定结合位点结合，从而可用来扩增基因组中特定区域，分析其多态性。利用特异 PCR 技术的最大优点是它产生信息非常可靠，而不像 RFLP 和 RAPD 那样存在某种模糊性。

7. 简单重复序列 (Simple Sequence Repeat，SSR)

简单重复序（SSR）也称微卫星 DNA，其串联重复的核心序列为 1～6 bp，其中最常见是双核苷酸重复，即 (CA) n 和 (TG) n 每个微卫星 DNA 的核心序列结构相同，重复单位数目 10～60 个，其高度多态性主要来源于串联数目的不同。SSR 标记的基本原理：根据微卫星序列两端互补序列设计引物，通过 PCR 反应扩增微卫星片段，由于核心序列串联重复数目不同，因而能够用 PCR 的方法扩增出不同长度的 PCR 产物，将扩增产物进行凝胶电泳，根据分离片段的大小决定基因型并计算等位基因频率。

SSR 具有以下一些优点：（1）一般检测到的是一个单一的多等位基因位点；（2）微卫星呈共显性遗传，故可鉴别杂合子和纯合子；（3）所需 DNA 量少。显然，在采用 SSR 技术分析微卫星 DNA 多态性时必须知道重复序列两端的 DNA 序列的信息。如不能直接从 DNA 数据库查寻则首先必须对其进行测序。

8. 序列特异性扩增区 (Sequence-characterized Amplified Region，SCAR)

SCAR 标记是在 RAPD 技术基础上发展起来的。SCAR 标记是将目标 RAPD 片段进行克隆并对其末端测序，根据 RAPD 片段两端序列设计特异引物，对基因 DNA 片段再进行 PCR 特异扩增，把与原 RAPD 片段相对应的单一位点鉴别出来。SCAR 标记是共显性遗传，待检 DNA 间的差异可直接通过有无扩增产物来显示。SCAR 标记方便、快捷、可靠，可以快速检测大量个体，结果稳定性好，重现性高。

9. 单引物扩增反应 (Single Primer Amplificatipn Reaction，SPAR)

SPAR 技术是与 RAPD 技术相似的一种标记技术，SPAR 也只用一个引物，但所用的引物是在 SSR 的基础上设计的。这些引物能与 SSR 之间的间隔序列进行特异性结合，然后通过 PCR 技术扩增 SSR 之间的 DNA 序列，凝胶电泳分离扩增产物，分析其多态性。另外，还有一种与 SPAR 技术非常相似的标记技术，即 ISTR（Inverse Sequence-tagged Repeat）技术，ISTR 所用的引物是在反向重复序列基础上设计的，PCR 扩增的是反向重复序列之间的 DIVA 序列。

10.DNA 单链构象多态性（Single Strand Conformation Polymorphism，SSCP）

SSCP 是指等长的单链 DNA 因核苷酸序列的差异而产生构象变异，在非变性聚丙烯酰胺中的表现为电泳迁移率的差别。单链 DNA 构象分析对 DNA 序列的改变非常敏感，常常一个碱基差别都能显示出来。在 SSCP 分析中，利用 PCR 技术定点扩增基因组 DNA 中某一目的片段，将扩增产物进行变性处理，双链 DNA 分开成单链，再用非变性聚丙烯酰胺凝胶电泳分离，根据条带位置变化来判断目的片段中是否存在突变。SSCP 结果判定是通过多个样品之间对比，观察条带之间位置改变，从而显示出不同生物个体的 DNA 特异性，达到指纹分析目的。为了进一步提高 SSCP 的检出率，可将 SSCP 分析与其他突变检测方法相结合。其中与杂交双链分析（Heterocluplex analysis，Het）法结合可以大大提高检出率。Het 法是用探针与要检测的单链 DNA 或 RNA 进行杂交，含有一对碱基对错配的杂交链可以和完全互补的杂交链在非变性 PAG 凝胶上通过电泳被分离开。对同一靶序列分别进行 SSCP 和 Het 分析可以使点突变的检出率接近 100%，而且实验简便。

11. 双脱氧化指纹法（Dideoxy Fingerprints，ddF）

ddF 是将双脱氧末端终止测序法与 SSCP 结合起来的分析技术，对由双脱氧末端终止的长短不一的单链 DNA 进行 SSCP 分析。如果目的片段存在一个突变，则所有大于某一大小对应于突主变位置的双脱氧终止片段无野生型系统，对于每一个突变有多次机会检测其迁移率改变，提高了检测突变的效率。ddF 方法克服了 SSCP 分析时因 DNA 长度影响 SSCP 显示的困难，通过一种双脱氧核苷酸生产特异性的单链 DNA，使其中长度合适的 DNA 片段显示 SSCP 改变。

12. 扩增片段长度多态性 (Amplified Fragment Length Polymorphism，AFLP)

AFLP 是 1993 年荷兰科学家 Zbaeau 和 Vos 发展起来的一种检测 DNA 多态性的新方法。AFLP 是 RFLP 与 PCR 相结合的产物，其基本原理是先利用限制性内切酶水解基因组 DNA 产生不同大小的 DNA 片段，再用双链人工接头的酶切片段相边接，作为扩增反应的模板 DNA，然后以人工接头的互补链为引物进行预扩增，最后在接头互补链的基础上添加 1-3 个选择性核苷酸作引物对模板 DNA 基因再进行选择性扩增，通过聚丙烯酰胺凝胶电泳分离检测获得的 DNA 扩增片段，根据扩增片段长度的不同检测出多态性。引物由三部分组成：与人工接头互补的核心碱基序列、限制性内切酶识别序列、引物 3' 端的选择碱基序列（1—10 bp）。接头与接头相邻的酶切片段的几个碱基序列为结合位点。该技术的独特之处在于所用的专用引物可在已知 DNA 信息的前提下就可对酶切片段进行 PCR 扩增。为使酶切浓度大小分布均匀，一般采用两个限制性内切酶，一个酶为多切点，另一个酶切点数较少，因而 AFLP 分析产生的主要是由两个酶共同酶切的片段。AFLP 结合了 RFLP 和 RAPD 两种技术的优点，具有分辨率高、稳定性好、效率高的优点。但它的技术费用昂贵，对 DNA 的纯度和内切酶的质量要求很高。尽管 AFLP 技术诞生时间较短，但可称之为分子标记技术的又一次重大突破，被认为是目前一种十分理想、有效的分子标记。

13. 酶切扩增多态性序列 (Cleaved Amplified Polymorphism Sequences，CAPS)

CAPS 技术又称为 PCR—RFLP，它实质上是 PCR 技术与 RFLP 技术结合的一种方法。CAPS 的基本原理是利用已知位点的 DNA 序列资源设计出一套特异性的 PCR 引物 (19—27 bp)，然后用这些引物扩增该位点上的某一 DNA 片段，接着用一种专一性的限制性内切酶切割所得扩增产物，凝胶电泳分离酶切片段，染色并进行 RFLP 分析。GAPS 标记揭示的是特异 PGR 片段的限制性长度变异的信息。CAPS 是一类共显性分子标记，其优点是避免了 RFLP 分析中膜转印这一步骤，又能保持 RFLP 分析的精确度。另外，由于很多限制性内切酶均可与扩增 DNA 酶切，所以检测到多态性机会较大。

14. 核苷酸多态性 (Single Nucleotide Polymorphism，SNP)

SNP 标记是美国学者 Lander E 于 1996 年提出的第三代 DNA 遗传标记。SNP 是指同一位点的不同等位基因之间仅有个别核苷酸的差异或只有小的插入、缺失等。从分子水平上对单个核苷酸的差异进行检测，SNP 标记可帮助区分两个个体遗传物质的差异。人类基因组大约每 1000 bp SNP 出现一次，已有 2000 多个标记定位于人类染色体，对人类基因组学研究具有重要意义。检测 SNP 的最佳方法是 DNA 芯片技术。SNP 被称为第三代 DNA 分子标记技术，随着 DNA 芯片技术的发展，其有望成为最重要最有效的分子标记技术。

（六）分子标记的应用领域

1. 基因组作图和基因定位研究

长期以来，各种生物的遗传图谱几乎都是根据诸如形态、生理和生化等常规标记来构建的，所建成的遗传图谱仅限少数种类的生物，而且图谱分辨率大多很低，图距大，饱和度低，因而应用价值有限。分子标记用于遗传图谱构建是遗传学领域的重大进展之一。随着新的标记技术的发展，生物遗传图谱名单上的新成员将不断增加，图谱上标记的密度也将越来越高。建立起完整的高密度的分子图谱，就可以定位感兴趣的基因。

2. 基于图谱克隆基因

图位克隆 (Map–bascd cloning)) 是近几年随着分子标记遗传图谱的相继建立和基因分子定位而发展起来的一种新的基因克隆技术。利用分子标记辅助的图位克隆无需事先知道基因的序列，也不必了解基因的表达产物，就可以直接克隆基因。图位克隆是最为通用的基因识别途径，至少在理论上适用于一切基因。基因组研究提供的高密度遗传图谱、大尺寸物理图谱、大片段基因组文库和基因组全序列，已为图位克隆的广泛应用铺平了道路。

3.物种亲缘关系和系统分类中的应用

分子标记广泛存在于基因组的各个区域，通过对随机分布于整个基因组的分子标记的多态性进行比较，就能够全面评估研究对象的多样性，并揭示其遗传本质。利用遗传多样性的结果可以对物种进行聚类分析，进而了解其系统发育与亲缘关系。分子标记的发展为研究物种亲缘关系和系统分类提供了有力的手段。

4.用于疾病诊断和遗传病连锁分析

1980年，Bostein等成功的将PFLP技术用于镰刀型贫血症的诊断分析，开创了基因诊断的先河。PFLP是以孟德尔方式遗传，因此可以作为染色体上致病基因座位的遗传标志。目前，许多与相连锁的致病基因得以定位。小卫星和微卫星因其高度多态性而被广泛用于疾病诊断和遗传病的连锁分析。随着高通量SNP检测技术方法的出现，作为数量最多且易于批量检测的多态标记，SNP在连锁分析与基因定位，包括复杂疾病的基因定位、关联分析、个体和群体对环境致病因子与药物的易感性研究中将发挥愈来愈重要的作用。

（七）变异

真菌易发生变异，在人工培养基中多次传代或孵育过久，可出现形态结构，菌落性状，色素及毒力等改变，用不同的培养基或不同温度培养真菌，其性状都有改变。

真菌感染的致病机制

一、真菌的感染

（一）真菌与人类的关系

1. 对人类有益的真菌

①真菌在自然界的作用：真菌的种类多，数量大，繁殖快，适应性强，分布广，与人类关系密切，是一类丰富的生物资源。真菌具有高度分解和合成多种复杂有机物质的能力，真菌分解有机物，促进物质循环，在生态系统的物质循环中起到"清洁工"的作用。将动物、植物，特别是植物的残体分解为简单的物质，而这些物质又成为绿色植物的养料，帮助植物界自我施肥，使绿色植物不断地茂盛生长，间接地为人类提供必需的生活资源。同时，绿色植物光合作用所需要的二氧化碳，主要来自于有机物的分解，而植物光合作用所释放的氧，又是人和动物所必需的。

②真菌对近代工业的作用：真菌除了应用于食品工业外，在化工产品的发酵生产等方面作用也很可观。由于真菌能产生多种酶，它在工业方面发挥非同小可的作用，从甘油发酵，有机酸和酶制剂生产，到纺织、造纸、制革和石油发酵等，均有方方面面的用处。例如，曲霉是制作酱、醋的主要菌种；毛菌可以用于生产有机酸、生产酶制剂、豆腐乳等。

现已发现400多种酶与真菌有关。可是酶工业中，能真正利用真菌制成酶制剂的仅有十多种，这些制剂已广泛应用于食品、制药、纺织和制革等部门。

③真菌在农林业中的作用：真菌能与其他生物形成共生的关系，因此在

农业和林业生产,同样发挥极大的作用,它除了供植物光合作用所需的二氧化碳外,有的真菌能与植物结成"菌根",帮助植物吸收水分和养料;有的真菌则能与藻类共生形成地衣;有的能与动物共生形成共生体。以促进动物、植物的生长发育.

④真菌在制药业中的作用:早在本世纪40年代,人们就已经认识真菌是药业的好原料和助手。

A.抗生素:大家熟悉的青霉素,就是真菌的次生代谢产物。早在本世纪40年代已经用于治疗疾病。不仅如此,而且人们从中悟出微生物能够产生抗生物质,从而揭开了抗生素研究的序幕,推出了一门新学科-抗生素学。从而产生了灰黄霉素、头孢霉素、麦角菌素等。真菌所产生的抗生素有150种,但实际能常用的只有青霉素、灰黄霉素和头孢霉素等数种。说明还有很多有利用价值的抗生素还有待开发,即真菌中尚有不少潜在的好抗生素,有待人们发掘,更好地造福于人类。

B.激素的生产:激素对许多疾病有特殊疗效。但最初是用化学合成方法生产,化学合成方法步骤多,效率低,价格贵。50年代中期,人们相继发现许多微生物对激素有转换反应,如羟基化、环氧化、加氢、脱氢、酯化和断裂侧链等作用。利用真菌转换激素化合物,可称为50年代发酵工业的重大成就之一。60年代才能直接利用真菌孢子进行激素化合物转换。目前正在向着转换氢化合物(烃)和生物碱等方面努力。

C.维生素和麦角碱等生产:有许多种真菌具有合成多种维生素的能力。目前能用真菌合成的维生素有:β-胡萝卜素和维生素 B_2,合成 β-胡萝卜素的真菌很多,如红酵母属、镰孢霉属、脉孢菌属、青霉属和毛霉目中的许多属种。维生素 B_1 是人体不可缺少的维生素之一,已发现有些真菌能产生大量的维生素 B_2,如阿舒假囊酵母和棉阿舒囊霉等,目前主要是利用这些真菌生产维生素 B_2。

D.真菌与中药：我国盛产许多名贵珍奇的药材，其中真菌占有重要地位，如茯苓、灵芝、马勃、雷丸、猪苓、虫草、木耳、银耳、蝉花、神曲等数十种。近年来发现多种真菌含有抗癌物质，已知的有数十种。除上述的猪苓、灵芝、马勃和银耳等外，常见的尚有猴头菌、雷丸、冬菇、香菇、云芝等，都含有抗癌物质。因此，从真菌中筛选抗癌药物是大有希望的。

2. 对人类的有害作用

①对植物有害：可引起植物病害的真菌已达到 8000 多种，真菌病害占植物传染性病菌的 70 ~ 80%。

②引起人和动物的疾病：引起人类常见病症多为手癣、足癣。

③许多真菌具有有毒的物质，常引起人和动物的中毒：中国报道的毒蘑菇已有 80 余种常使人或动物产生呕吐、幻觉、狂笑等精神问题。

④产生真菌毒素污染食品：黄曲霉素常使食品、储存物质受损。

⑤真菌引起物品或者食品的腐败：在适宜的条件下（温度、湿度等），各种物品及食物均能被真菌腐蚀。

⑥真菌引起木材的腐烂：在森林中，未及时运输的木材常常因为各种木腐菌的生长而腐败。

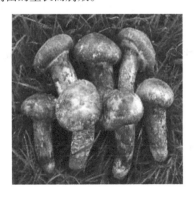
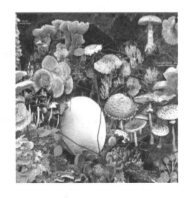

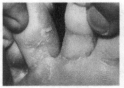
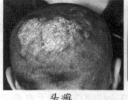
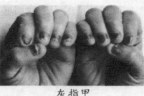

脚气　　　　　　　　头癣　　　　　　　　　　灰指甲

综上，真菌的作用是把双刃剑，我们在生活中应该辩证的看待真菌的作用，以达到趋利避害的作用。

（二）致病性

真菌引起的疾病大致包括：

1. 真菌性感染　主要是外源性感染，多是指存在于自然界而正常机体内不存在的真菌。浅部真菌有亲嗜表皮角质特性，侵犯皮肤、指甲及须发等组织，顽强繁殖，发生机械刺激损害，同时产生酶及酸等代谢产物，引起炎症反应和细胞病变。溶部真菌，可侵犯皮下，内脏及脑膜等处，引起慢性肉芽肿及坏死。

2. 条件性真菌感染　主要是内源性感染（如白色念珠菌），亦有外源性感染（如曲霉菌），此类感染与机体抵抗力，免疫力降低及菌落失调有关，常发生于长期应用抗生素、激素、免疫抑制剂、化疗和放疗的患者，如 HIV 感染者。

3. 过敏性真菌病　系在各种过敏性或变态反应疾病中，由真菌性过敏原（如孢子抗原）引起的过敏症。

①按性质分为以下几类：

感染性超敏反应：感染后，Ⅳ型

接触性超敏反应：吸入或食入，Ⅰ－Ⅳ型

②按部位分为以下几类：

皮肤超敏反应：皮疹，湿疹，荨麻疹。

消化道超敏反应：

呼吸道超敏反应：如哮喘，过敏性鼻炎。

4.真菌毒素中毒症（Mycotoxicosis）真菌毒素已发现100多种，可侵害肝、肾、脑、中枢神经系统及造血组织。如黄曲霉素可引起肝脏变性，肝细胞坏死及肝硬化，并致肝癌。实验证明，用含0.045ppm黄曲霉素饲料连续喂养小白鼠、豚鼠、家兔等可诱生肝癌。桔青霉素可损害肾小管，肾小球发生急性或慢性肾病。黄绿青霉素引起中枢神经损害，包括神经组织变性、出血或功能障碍等。某些镰刀菌素和黑葡萄穗素主要引起造血系统损害，发生造血组织坏死或造血机能障碍，引起白细胞减少症等。

（三）真菌致病的主要机制

①局部的机械刺激和炎性反应

②损害免疫细胞

③真菌变态反应性

④真菌毒素（真菌性中毒、肿瘤）

（四）免疫性

①非特异性免疫　人类对真菌感染有天然免疫力。包括皮肤分泌短链脂肪酸和乳酸的抗真菌作用，血液中转铁蛋白（Transferrin）扩散至皮肤角质层的抑真菌作用；中性粒细胞和单核巨噬细胞的吞噬作用，以及正常菌群的拮抗作用。且许多真菌病受生理状态影响，如婴儿对念珠菌病易感，学龄前儿童易患头癣。

②特异性免疫　真菌感染中细胞免疫是机体排菌杀菌及复原的关键，T细胞分泌的淋巴因子对加速表皮角化和皮屑形成，随皮屑脱落，将真菌排除；以T细胞为主导的迟发型变态反应引起免疫病理损伤能消灭真菌，以终止感染；一般DTH反应强度与体内菌量呈反比，如DTH阴性则菌量增加，病情严重，而经治疗又转阳性，说明治疗见效，预后良好。体液免疫对部分真菌感染有一定保护作用，如特异性抗体可阻止真菌转为菌丝相以提高吞噬细胞

临床应用真菌学检验

的吞噬率；抗白色念珠菌抗体与菌表面甘露醇蛋白质复合物结合，阻止本菌粘附宿主细胞；全身性白色念珠菌感染，尽管其迟发型变态反应阳性，或通过被动转移致敏淋巴细胞，还必须同时输入特异抗体才起保护作用。而 DTH 阴性者即使有抗体，不能引起保护作用，表明抗体须在具有良好的细胞免疫基础的机体内才发生保护作用。

（五）主要致病性真菌

真菌感染引起的疾病称为真菌病（mycoses）。在 10 万种以上的真菌中，能引起人类真菌病的真菌只有几百种，其中 90% 的人类真菌病仅由几十种真菌所引起，绝大多数病原性真菌自然存在于水、土壤和有机废料中，然而，发病率最高的念珠菌病和皮肤癣病则是由人体的正常菌群的真菌引起。真菌可以引起表面感染、皮肤感染、皮下组织感染、深部感染和条件致病性感染，而且，几种真菌感染可以重叠出现。真菌按其侵犯的组织和器官的不同，可分为浅部感染真菌、深部感染真菌和条件致病性真菌。

浅部感染真菌
（包括：表面感染真菌、皮肤癣真菌、皮下组织感染真菌）

1. 表面感染真菌

这类真菌感染仅仅局限于皮肤角质层的最外层，极少甚至完全没有组织反应，感染毛发时也只累及毛发表面，很少损伤毛发，因不接触组织细胞，很少引起宿主细胞反应。

这类真菌在我国主要有秕糠马拉癣菌（Malassezia furfur），在健康人正

·68·

常皮肤上可分离出来，为条件致病菌，具有嗜脂性，可引起皮肤表面出现黄褐色的花斑癣，如汗渍斑点，俗称汗斑。导致感染的因素分为两方面：内在多由于油性皮肤、免疫缺陷、遗传等；外在多由于高温多汗或使用药物等。由于此菌能产生对黑色素细胞有抑制作用的二羧酸，使花斑癣局部色素减退。此菌有粗短、分枝的有隔菌丝和成丛的酵母样细胞。患者皮肤用紫外线波长365nm 照射或刮取鳞屑照射，能发出金黄色荧光，有助于诊断。

2. 皮肤癣真菌

这类真菌是临床浅部真菌感染中最常见的一类。该菌有嗜角质蛋白的特性，所以常寄生与皮肤角蛋白组织的浅部真菌，侵犯部位只限于角化的表皮、毛发和指（趾）甲，而病理变化是由真菌的增殖及其代谢产物刺激宿主引起的反应。简称为癣（tinea），包括体癣、股癣、手癣、足癣、甲癣、头癣等。特别是手足癣是人类最多见的真菌病。皮肤癣菌大约有 40 多个种，分属于三个菌属：毛癣菌属（Trichophyton）、表皮癣菌属（Epidermophyton）和小孢子癣菌（Microsporum）。皮肤癣菌可在沙保培养基上生长，形成丝状菌落。根据菌落形态、颜色和所产生的大分生孢子，可对皮肤癣菌作出初步鉴定。

① 皮肤癣菌的主要特征

	侵犯部位			形态特征		
	皮肤	毛发	指（趾）甲	大分生孢子细长，棒形壁薄，少见	小分生孢子梨形，棒形多见	菌丝
毛癣菌属	+	+	+			多样
小孢子菌属	+	+	－	纺锤形，壁较厚，较多见	棒形、梨形，少	球拍状梳状
表皮癣菌属	+	－	+	梨形，壁较薄较多见	无	单纯细菌丝

②物学性状

主要种别：毛癣菌属（Trichophyton）是一类引起浅部真菌感染的皮肤癣

菌。对人致病的有 20 余种，其中最为常见的是红色毛癣菌，其他较为常见的是紫色毛癣菌、断发毛癣菌、须毛癣菌及石膏样毛癣菌。

形态特点：①在毛发中，可查见关节孢子，平行排列在毛发内部（发内型）或平行排列在毛发的外部（发外型）。②沙保培养基培养物镜检可见单纯分隔菌丝，和大多数是侧支丛生的葡萄状或梨状的小分生孢子及细长、壁薄、棒状的大分生孢子。某些菌可有厚膜孢子。菌丝形状多样，为螺旋状、球拍状、结节状和鹿角状。

培养特征 菌落为灰白、红、橙或棕色，表面呈绒毛状、粉粒状或蜡样。菌落性状与色泽各不相同，菌落背面也呈不同的颜色。如葡萄酒色、深红色等。

3. 小孢子菌属

主要种别：小孢子菌属（Microsporum）的各种菌只侵犯皮肤和毛发，引起头癣和体癣。对人致病的主要菌种有 8 个，常见的菌种为铁锈色小孢子菌、石膏样小孢子菌、犬小孢子菌。

形态特点：在感染的毛发中可观察到有小孢子菌镶嵌形成的鞘包围着毛发发干。在病变皮肤内可见呈分节或分支断裂的菌丝。在沙保培养基上，镜检本菌产生粗糙、壁厚、呈梭形的大分生孢子，卵圆形的小分生孢子长在菌丝的侧支末端。也可见球拍状、破梳状和结节状菌丝及厚膜孢子。

培养特征：在沙保培养基上菌落为棉絮状、羊毛状或粉末状，并有不同的颜色，如灰色、橘红色、棕色、深褐色等。

4. 表皮癣菌属

表皮癣菌属（Epidermophytom）对人致病的只有一个菌种，絮状表皮癣菌。本菌对人有亲嗜性，可侵犯表皮及指（趾）甲，但不侵犯毛发，是人类体癣、股癣、足癣、手癣、甲癣的主要病原菌。

形态特点：①在皮肤病变中呈分支断裂的有隔菌丝，不产生小分生孢子。②在沙保培养基上形成多数为粗棒状、壁薄、有 2～4 个分隔的大分生孢子，陈旧培养物中还可见较多的厚膜孢子和球拍状菌丝。

培养特征：在沙保培养基上菌落开始为白色，颗粒状，以后变为绒毛状甚至粉末状，表面有许多辐射状沟，呈草绿色，且培养基常有皲裂，这是本菌的一个重要特征，有诊断价值。

5. 致病性

人主要通过接触污染的土壤或患者和患畜感染皮肤癣菌，目前有证据表明：湿度、温暖、皮肤的皮质成分、出汗、青年人和遗传因素均可增加宿主对皮肤癣菌的易感性。当处于高温和高湿度的季节，或拥挤的居住条件下，癣病的发病率增高。人与人之间可通过直接接触或毛巾、衣服、公用的淋浴间等途径相互传播。一种皮肤癣菌可在不同部位引起病变，相同部位的病变也可由不同的皮肤癣菌引起。3 种癣菌均可侵犯皮肤，引起手足癣、体癣、股癣、叠瓦癣等。毛癣菌和表皮癣菌可侵犯指（趾）甲，引起甲癣（俗称灰指甲），使指甲失去光泽，增厚变形。此外，毛癣菌与小孢子癣菌还可侵犯毛发，引起头癣、黄癣和须癣。

据我国 1998 年报道从患者分离的皮肤癣菌以红色毛癣菌（T. rubrum）为最多，占浅表真菌培养阳性的 56%，其次为紫色毛癣菌（T. violaceum）、须毛癣菌（T.mentagrophyte）和絮状表皮癣菌（E.floccosum）等，主要引起甲癣、手足癣和体癣。头癣曾在我国很多地区流行，造成斑秃，给患者造成痛苦与终生遗憾。主要通过接触或理发工具造成传播。随着生活改善、文化知识提高及灰黄霉素广泛使用，头癣已经少见。但近年来因小宠物狗、猫的豢养，儿童的头癣又有所抬头。感染按菌种和临床表现分为黄癣、白癣和黑点癣 3 种。黄癣主要由许兰毛癣菌（T.schoenleinii）引起。黑点癣常由紫色毛癣菌和断发毛癣菌（T. tonsurans）引起，毛发脆而易断，留下黑色发根，故称黑点癣。白癣主要由铁锈色小孢子癣菌（M.ferrugineum）引起。头癣多见于青少年，男多于女，成年后少见。

6. 微生物学检查方法

①标本的采集：采集标本前先用 75 % 乙醇消毒，取新发生的皮肤损害边缘皮屑；黄癣—采集黄癣痂；发癣—消毒镊子拔取无光泽病发；发癣—无菌刀尖掘出断发；甲癣—无菌刀片刮去指甲近尖端下面或背面外表。将采集的标本盛于清洁袋，鳞屑要用黑纸包好。

②直接镜检

直接采取病变部位的标本，制片后用显微镜检查有无菌丝及孢子存在，对浅部真菌病的诊断有重要意义。本法迅速简便，是临床真菌检验最常用的方法。

取皮屑、指（趾）甲或病发，置载玻片上，加 10 % KOH 并加盖玻片微加热消化后，先用低倍镜检查，如见可疑菌丝、孢子后，再转换高倍镜予以证实。皮屑、甲屑阳性标本，常可见有分支的菌丝。毛发标本，不同菌种导致的毛发真菌感染，可见发内或发外有特征性的菌丝和（或）孢子等，即可初步诊断有皮肤癣菌感染。在经沙保培养基培养或玻片小培养，可根据菌落特征、菌丝和孢子的特点，结合其他鉴定试验（生化反应、毛发穿孔试验等）鉴定为何种皮肤癣菌。

③分离培养

取毛发、皮屑、甲屑等标本，先用 70 % 酒精浸泡 3 ~ 5min 杀死杂菌后，以无菌操作接种 2 ~ 3 支沙保斜面培养基，每支点种 2 ~ 3 处，置 25 ℃ 培养 7 ~ 14 d，每周观察 2 ~ 3 次。可根据菌落形态及颜色并挑取菌落在显微镜下镜检，观察菌丝及孢子的特征进行鉴定。还可进一步作小培养观察其菌丝和孢子的生长发育情况和结构特征，进行详细鉴定。

④药物敏感性：皮肤癣菌，对咪唑类药物如咪康唑、酮康唑、联苯苄唑、克霉唑、益康唑、舍他康唑、等敏感，同时对特比萘芬、阿莫洛芬、利拉萘酯、环吡酮胺等药物敏感。临床治疗时常两种药物联合使用。

7. 皮下组织感染真菌

引起皮下组织感染的真菌主要有着色真菌和孢子丝菌。感染常发生于真菌侵人的创伤部位。感染最初发生于真皮深层、皮下组织或骨，逐渐扩展，最后可达到皮表下。感染一般只限于局部，但也可缓慢扩散至周围组织，甚至经血液或淋巴播散至其他器官引起深部感染。

①着色真菌

着色真菌是一些在分类上接近，引起的疾病症状近似的真菌的总称。感染都发生在皮肤暴露部位，病损皮肤变成暗红色或变黑，故称着色真菌病（chromomycosis）。

A. 流行病学特点

本病多发生在热带地区，本病于 1911 年由 Pedroso 首先在巴西发现，以后世界各大洲均有报道，但以热带和亚热带地区发病率高，近年来发病有增多趋势。根据致病菌种对地理与气候的适应性不同，各地流行的主要病原菌不同，如在巴西、哥伦比亚、厄瓜多尔等多雨潮湿的国家以裴氏着色霉为主，其次是疣状瓶霉；而在澳大利亚、非洲南部和亚洲地区则以卡氏枝孢霉多见。

我国于 1951 年由尤家俊报道首例着色真菌病，曾命名为"黄色酿母菌病"。至今已有 14 个省、市或地区陆续报道约 400 多例，但以山东和河南两省患者最多，形成地方流行。据 1977 年调查，山东省章丘县的发病率为 0.23‰。山东省及我国北方地区的主要致病菌是卡氏枝孢霉（Clodosporium carrianii），长江以南的报道多为裴氏着色霉 (Fonseceea pedrosoi) 和疣状瓶霉。

此病可发生于各年龄组，据报道最大 85 岁，最小 11 个月，但以中青年多见。男性多于女性，患者以农业、林业劳动者为主。近年来亦有一些报道继发于器官移植的患者。

B. 致病机理

本病的主要 4 种病原菌属于暗色孢科的 3 个属：裴氏属的裴氏着色霉（Fonsecaea pedrosoi）和紧密着色霉（F.compacta），瓶霉属的疣状瓶霉（Phialophora verrucosa）和枝孢霉属的卡氏枝孢霉（Cladosporium carrionii）。这些菌在自然界主要分布于泥土和腐烂的植物上。感染人体的主要途径是孢子从皮肤或黏膜破损处植入。潜伏期约一个多月，长者数月乃至 1 年。病程可长达几十年。早期皮肤患处发生丘疹，丘疹增大形成结节，结节融合成疣状或菜花状。随病情发展，原病灶结疤愈合，新灶又在四周产生。日久疤痕广泛，影响淋巴回流，形成肢体象皮肿。主要的病理过程是机体对真菌的排斥反应。真菌跨表皮被排出皮面而形成的表皮假上皮瘤样增生；为抵抗和消灭真菌而产生的混合性肉芽肿以及为促使病灶愈合而发生的纤维化形成。这三种主要的病理现象常同时存在，亦可因病程的不同或个体差异而表现为以某一种或两种变化为主。当病原菌侵入皮肤后，如机体免疫力正常则菌可被排出体外，如不能及时将菌排出，则在局部形成排斥反应的病灶。如病原菌侵入淋巴管或沿组织间隙发展，则形成周围播散型或泛发型损害。

近年来研究发现，某些致病性真菌的分生孢子可产生类黑素样复合物（melanin-like component）颗粒，其产生能力与真菌致病性有关，它可抵抗机体的微生物氧化剂，影响细胞介导的免疫反应，干扰补体的激活，并降低真菌细胞对抗真菌药物的反应。发病时机体的免疫反应的机制尚未完全明了，但认为主要是细胞免疫，包括巨噬细胞的吞噬作用。D'Avila SC 等发现患者细胞免疫反应类型与皮损形态有关：疣状斑块皮损患者以 TH2 型细胞反应为主，而红斑萎缩型皮损则以 TH1 型反应为主。不同临床类型患者的细胞因子和淋巴细胞增殖不同。严重感染病例中 IL — 10 的产生占主导地位，IFN-γ 量较少，T 淋巴细胞的产生较多；而中度感染患者中 IFN － γ 为主，IL — 10 的含量则较少，T 淋巴细胞的产生量较少。

C. 实验室检查

直接镜检可见单个或成群的棕黄色圆形或椭圆形厚垣孢子，有的中间有分隔，又称为硬壳细胞（sclerotic cell）或裂殖体（fission body）。在痂下或表浅的脓液中可查到厚垣孢子长出粗短菌丝。

真菌培养可确定致病菌种，这类真菌在沙保培养基上生长缓慢，常需数周。菌落棕褐色，表面有极短的菌丝。显微镜下观察：菌丝粗大，棕色，有分支分隔，分生孢子呈圆形、椭圆形。各菌的产孢方式不同：裴氏属有喙枝孢型、枝孢型和瓶型 3 种。瓶霉属为瓶型产孢，枝孢霉属为枝孢型产孢，孢子呈链状排列。

D. 治疗

本病早期诊断，早期治疗易于治愈。病程较长，病变范围较大并形成肥厚瘢痕者则治疗困难。①面积小的损害可直接手术切除，但应防止术中污染而引起播散。② CO_2 激光、电灼、电凝固、冷冻等物理疗法均可用于小面积的损害。③局部涂含有渗透剂的抗真菌药或皮损内注射抗真菌药。④两性霉素 B、5 氟胞嘧啶、酮康唑、氟康唑、伊曲康唑、特比奈芬等药物全身治疗对大多数病例有较好的疗效。

②孢子丝菌属

孢子丝菌病（sporotrichosis）是由申克孢子丝菌引起的皮肤、皮下组织及其周围淋巴组织系统的慢性感染，形成结节、化脓性斑块、溃疡。可累及黏膜，有时可波及全身引起多系统损害。

A. 流行病学特点

孢子丝菌属于腐生性真菌，广泛存在于土壤、植物、木材上，常因外伤接触带菌的花草、荆棘等引起感染。本病于 1898 年由美国的 Schenck 报道首例，以后世界各地陆续报道，已成为各大洲较常见的深部真菌病。我国于 1916 由刁德信报道首例，以后全国各地区均发现本病，而以江苏省苏北地区，吉林省通榆县和黑龙江省肇东，安达等地区成为高发区。据调查，在洪水季节有局部流行趋势，发病多与接触芦苇有关，部分患者发病前有外伤史。患者多数是农民，亦有不少报道为造纸工人，矿工等。发病年龄最小见于 1 个月的新生儿，最大为 92 岁，女性略多于男性。

B. 致病机制

本病的病原菌是申克氏孢子丝菌（Sporothrix schenckii）及其卢里变种（Sporothrix schenckii var luriei），我国分离出的病原菌主要是申克氏孢子丝菌。该菌孢子可通过皮肤外伤处植入体内引起皮肤原发感染，亦可经呼吸道吸入，在肺门淋巴结形成初步感染灶。也有通过口腔黏膜，经消化道而引起者。早期表现为嗜中性粒细胞、浆细胞和组织细胞浸润为主的炎症反应，晚期为肉芽肿及纤维化。在免疫低下或免疫缺陷的患者，病原菌可经血行播散，引起多系统损害，甚至孢子丝菌性败血症。

研究发现，从固定型孢子丝菌病皮损中分离的菌株在 35 ℃以上温度时生长不良，而分离自淋巴管型的菌株则在 37 ℃生长良好。动物试验表明：孢子丝菌易感染低于体内温度的皮下组织。Ana 等研究发现不同地域来源的孢子丝菌温度试验结果不同，可用于解释不同地区的孢子丝菌病的类型不同；而菌株毒力则与地理或临床来源无关。近来研究发现孢子丝菌可由分生孢子通过 1,8 DHN 戊烯酮途径产生类似黑素的色素颗粒，保护分生孢子免受紫外线、射线所致的氧化作用和增强菌株对巨噬细胞的吞噬作用的抵抗力，此颗粒的产生与菌的毒力有关。

C. 实验室检查

a 直接镜检

从病灶部位刮取脓液或坏死组织涂片，革兰染色或糖原染色 (PAS 染色)，可见染色阳性的菌体，呈卵圆形或梭形，大小约（1～2）×（3～7）μm。

b 真菌培养

本菌为双相菌，在沙保培养基上置室温或 37 ℃ 3 ~ 5 d 即见生长，初为乳白色酵母样菌落，以后出现淡咖啡色，逐渐扩大变成黑褐皱褶薄膜菌落。10 d 后菌落直径可达 1 ~ 1.5 cm。老菌落呈深咖啡色至黑色，中央隆起，布皱褶，气中菌丝很少。玻片培养在显微镜下可见菌丝细长，透明，有分支分隔，细长的分生孢子梗从菌丝两侧长出，多数与菌丝垂直。分生孢子呈球形，椭圆形或长圆形，3 ~ 5 个簇集排列在分生孢子梗顶端，有时可见孢子沿菌丝两侧排列。

在在含有胱氨酸的脑心浸液血琼脂培养基上 37 ℃ 培养，则长出酵母型菌，菌落呈白色或灰白色酵母样，显微镜下可见酵母细胞，呈圆形、卵圆形，以出芽方式繁殖，单芽或多芽繁殖。

直接镜检常因孢子数量少不易检出，沙氏培养基易生长，但由于受取材的限制，可出现假阴性结果。必要时可使用免疫荧光抗体和免疫组化及 PCR 等方法，检测临床高度怀疑而培养结果却为阴性的标本。

D. 治疗

口服碘化钾是治疗孢子丝菌病的首选药，对碘化钾过敏或有结核病灶者，可选氟康唑、伊曲康唑、特比萘芬等新型抗真菌药，均可获满意疗效。

局部治疗包括：① 10% 碘化钾软膏外涂或 2% 的碘化钾溶液湿敷；② 局部加热疗法用于局限性皮损，使局部温度达到 40 ℃，1 次 / d，每次 30 min。

7. 深部感染真菌

深部感染真菌是能侵袭深部组织和内脏以及全身的真菌。若感染的病原性真菌是外源性的，则致病性较强，能引起慢性肉芽肿样炎症、溃疡和坏死等，并可导致患者死亡。其中以新生隐球菌病比较常见。其他如组织胞浆菌、球孢子菌、芽生菌以及副球孢子菌等则仅出现于南北美洲等某些局部地区，故有称之为地方流行性真菌。在我国极为少见，仅有个别病例报道。若感染的真菌是内源性的，即机体正常菌群中的某些真菌种群，在长期应用抗生素导致菌群失调、或因长期使用免疫抑制剂、放疗、化疗等导致机体免疫功能低下时，则易发生条件致病性真菌感染。引起条件致病性感染的真菌其致病性较弱，但若延误诊治也可危及生命。如白假丝酵母菌、曲霉菌和毛霉菌等。

①新生隐球菌

新生隐球菌（Cryptococcus neoformans）属于隐球菌属，隐球菌属是引起侵袭性感染的主要菌属之一，该属包括 17 个种 18 个变种，广泛分布于自然界，也存在于人体的体表、口腔和粪便中。其中对人致病的最主要是新生隐球菌及其变种。新生隐球菌主要传染源是鸽子，在干燥的鸽粪中有大量存在。鸽自身有抗此菌的能力。人因吸入鸽粪污染的空气而感染，特别是免疫低下者。主要引起肺和脑的急性、亚急性或慢性感染。肺部感染后可扩散至皮肤、粘膜、骨和内脏等，故也是一种条件致病性真菌。

中国流行病学研究发现：我国的隐球菌病患者中非艾滋病患者，尤其是临床检查未见其他免疫抑制基础疾病的近似免疫正常患者占相当大的比例，可高达 71%，近 20 年来，隐球菌的发病越来越高，在国外成为 AIDS 病最常见的并发症之一，是 AIDS 死亡的首要原因。新生隐球菌已成为人类面临的一种严重的真菌病。

A. 生物学特性

新生隐球菌为圆形的酵母型菌，外周有荚膜，折光胜强。一般染色法不被着色难以发现，故称隐球菌。用印度墨汁作负染后镜检，可见在黑色的背景中有圆形或卵圆形的透亮菌体，内有 1 个较大与数个小的反光颗粒。为双壁细胞，外包有一层透明的荚膜（见下图）。荚膜可比菌体大 1～3 倍。非致病的隐球菌则无荚膜。在组织中的隐球菌较大（5～20 微米），经培养后变小（2～5 微米）。菌体常见有出芽，但不生成假菌丝。

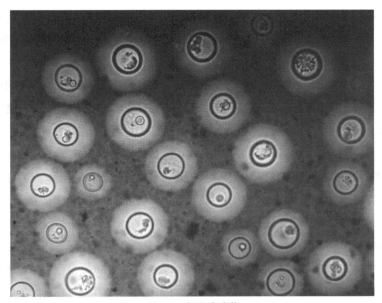

图 6-2　新生隐球菌

　　新生隐球菌在沙保和血琼脂培养基上，于 25 ℃和 37 ℃中皆能生长，非致病性隐球菌则在 37℃不能生长。新生隐球菌培养数天后即生成酵母型菌落，表面粘稠，由乳白色转变为橘黄色，最后成棕褐色。有的菌落日久液化，可以流动。新生隐球菌荚膜由多糖构成，根据其抗原分为 A ～ D 4 个血清型。从临床分离的菌株，在我国约 70％属 A 型。

　　B. 致病性

　　新生隐球菌是一种条件致病菌，一般通过吸入空气中的菌孢子感染该菌。一般人群感染后，病症多局限于肺部，同时具有自限性。有的患者可引起支气管肺炎。类似肺结核的肺部感染，严重病例可见肺大片浸润，呈暴发型感染迅速致死。部分患者发生血行播散而累及中枢神经系统及其他组织，可侵犯皮肤、粘膜、淋巴结、内脏、骨等，导致炎症和水肿。对中枢神经的侵袭性强，临床最为常见的是亚急性或慢性脑膜炎；此外还可引起皮肤粘膜损害。

如纽约某医院报道，1982～1991 的 10 年中 151 例艾滋病尸检材料发现 17 例新生隐球菌感染，其中 12 例发生脑膜炎（70.6‰），其次为肺炎与淋巴结炎。

C. 实验室检验

a 标本采集 通常采集脑脊液、痰、脓汁、尿液、活体组织及尸体解剖材料检查，其中以脑脊液最多。脑脊液和尿液最好经离心沉淀后取其沉淀物检查。痰液和脓汁标本可先用 10% KOH 处理后再作检查。

b 直接镜检：常用墨汁涂片法，在玻片上滴一滴墨汁与被检材料混合，加盖片后镜检，如见到圆形或椭圆形的透明菌体，可见圆形芽管，细胞外有宽厚的透明荚膜，约比菌体大 1～3 倍，以此作为诊断依据。用该方法诊断新生隐球菌性脑膜炎具有操作简单、迅速的优点，但该方法的阳性率仅为 30%～70%，因此极易漏诊和误诊。其他染色方法包括：阿利新蓝染色能很好的发现新生隐球菌同时对其他的炎细胞不表达。MGG 染色可动态观察脑脊液细胞学的变化及时了解药物疗效。PAS 染色后新生隐球菌呈红色。

c 培养检查：在沙保培养基上，室温或 37 ℃ 2～3 d 即可长出典型酵母型菌落。菌落呈粘稠者为有荚膜菌。需注意病原性隐球菌在 25 ℃ 与 37 ℃ 均可生长，非病原性在 37 ℃ 不生长。

d 生化反应：本菌不发酵各种糖类，但除乳糖外能同化多种糖，如葡萄糖、麦芽糖、蔗糖等。尿素酶试验阳性，脲酶实验是因为新生隐球菌可分解尿素培养基中的尿素，从而使培养基由黄色变为粉红色，可与假丝酵母菌区别。

e 动物试验：显示新生隐球菌对小白鼠有致病性，将标本或纯培养物菌悬液 0.5～1.0 ml，注入动物脑内或静脉、腹腔，于 1～3 月内死亡，解剖后作直接涂片、墨汁染色可见外有荚膜的圆形酵母细胞。并取脑或脊髓作组织切片检查。其他腐生性隐球菌通常无致病性。

f 乳胶凝集试验、ELISA 和单克隆抗体法等免疫学方法检测隐球菌荚膜多糖特异性抗原，已成为临床的常规诊断方法，其中以乳胶凝集试验最为常用。抗体检测方法并不常用，诊断的意义也不大，更多的用于愈后的判断。

D. 防治原则

鸟，尤其是鸽子是动物和人隐球菌病的主要传染源，减少鸽子数量或用碱处理鸽粪，可控制此病的发生。治疗肺部、皮肤隐球菌病可用氟胞嘧啶、酮康唑、伊曲康唑等。隐球菌性脑膜炎的治疗可选常规的两性霉素 B 或合用氟胞嘧啶疗法。由于艾滋病患者停用两性霉素 B 后脑膜炎常复发，故应联合应用能通过血脑屏障的氟康唑，以巩固疗效。

条件致病性真菌

条件致病性真菌感染多为内源性，如假丝酵母菌病和曲霉病等。这类真菌致病性不强，大多在久病体弱、免疫力低下或在菌群失调时发生，如肿瘤、糖尿病、器官移植及 HIV 患者、长期使用广谱抗生素、放疗、化疗等过程中易伴发这类真菌感染。其致病性虽弱，不及时诊治亦可危及生命。

②假丝酵母菌

假丝酵母菌，俗称念珠菌，主要引起皮肤、粘膜和内脏的急性和慢性炎症。可以是原发性，但大多为继发性感染，发生于免疫力低下患者。口腔假丝酵母菌病常为艾滋病患者最先发生的继发性感染。假丝酵母菌属（Candida）中引起致病的有白假丝酵母菌（C.albicans）、热带假丝酵母菌（C.tropicalis）、近平滑假丝酵母菌（C. parapsilokis）、克柔假丝酵母菌（C. krusei）等多种。一般以白假丝酵母菌为最多见。1995 年又分离出 1 种都柏林假丝酵母菌（C.dubliniensis）。近 10 年来假丝酵母菌感染病原菌有所改变，白假丝酵母菌感染逐渐减少，而其他假丝酵母菌感染逐渐增多，特别是都柏林假丝酵母菌感染。这种现象称为流行病学转换（epidemiological shift）。主要由于氟康唑（fluoornzole）治疗，白假丝酵母菌较其他假丝酵母菌对氟康唑敏感易被杀死。都柏林假丝酵母菌容易产生耐药性，故取而代之。

A. 生物学特性　白假丝酵母菌菌体圆形或卵圆形（$2 \times 4 \mu m$），革兰染色阳性，着色不均匀。以芽生孢子出芽繁殖。孢子伸长成芽管，不与母体脱离，形成较长的假菌丝（见下图）。芽生孢子多集中在假菌丝的连接部位。各种临床标本及活检组织标本中除芽生孢子外，还见有大量假菌丝，表明假丝酵母菌处于活动状态，有诊断价值。

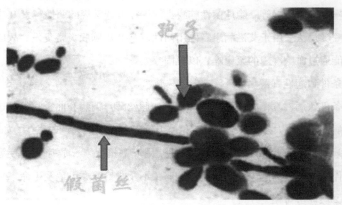

图 6-3　假菌丝

　　白假丝酵母菌在普通琼脂、血琼脂与沙保培养基上均可生长良好。需氧。室温或 37℃孵育 1 ~ 3 d 长出菌落，菌落灰白色或奶油色，表面光滑，带有浓厚的酵母气味。培养稍久，菌落增大。菌落无气生菌丝，仅有大量向下生长的营养假菌丝，呈类酵母型。在玉米粉培养基上可长出厚膜孢子。白假丝酵母菌的芽生孢子伸长成假菌丝和厚膜孢子有助于鉴定。新发现的都柏林假丝酵母菌也有此特征。简易的区别法为白假丝酵母菌于 42℃生长良好，而都柏林假丝酵母菌生长差或不生长。

　　B. 致病性　白假丝酵母菌是条件致病菌，通常存在于人的皮肤及口腔、上呼吸道、阴道与肠道黏膜，当机体出现菌群失调或抵抗力下降时，引起各种念珠菌病。对白假丝酵母菌过敏的人，在皮肤上可以发生变应性假丝酵母菌疹，症状很像皮肤癣菌疹或湿疹。患者表现有哮喘等症状。

　　a 皮肤与黏膜感染：白假丝酵母菌引起皮肤与黏膜感染的危险因素是艾

滋病、妊娠、糖尿病、服用避孕药、皮肤损伤、应用皮质类固醇或抗生素、细胞免疫缺陷等。皮肤念珠菌病好发于皮肤潮湿和皱褶部位，如腋窝、乳房下、腹股沟、会阴部、肛门周围、指（趾）间等处，可引起皮肤湿疹样症、肛门周围瘙痒症、指（趾）间糜烂症等，易与湿疹相混淆。黏膜念珠菌病可发生在口腔、外阴和阴道，引起鹅口疮（thrush）、口角糜烂、外阴炎及阴道炎。其中鹅口疮最为常见，也是绝大多数艾滋病患者最常见的继发性感染。鹅口疮可累及舌、唇、牙龈和腭，多发生于体质虚弱的初生婴儿，尤以人工喂养儿多见。在患有细胞免疫缺陷及内分泌性疾病的婴幼儿，也可出现皮肤黏膜损伤性炎症的慢性皮肤黏膜念珠菌病。

b 内脏及中枢神经感染：白假丝酵母菌引起内脏及中枢神经感染的危险因素是长期应用皮质类固醇及其他免疫抑制剂、白血病、淋巴瘤、再生障碍性贫血、慢性肉芽肿病等。病原菌可经插管、外科手术、静脉注射、吸入或皮肤与黏膜损伤侵入血流，肠道内的白假丝酵母菌可因大量口服抗生素而穿过肠黏膜上皮细胞入血。在宿主免疫功能正常情况下，病原菌被排除或只发生隐性感染。但在吞噬功能缺陷的患者，病原菌随血扩散至全身几乎所有器官，可引起支气管炎、肺炎、肠炎、肾盂肾炎、膀胱炎、关节炎、心内膜炎、脑膜炎、脑膜脑炎、脑脓肿等。因而机体抵抗力减弱是假丝酵母菌入侵的主要原因。近年来由于抗菌药物、激素和免疫抑制剂在临床上的大量使用，假丝酵母菌感染日益增多。血培养阳性仅次于大肠埃希菌和金黄色葡萄球菌。

C. 实验室检查

a 直接镜检：患处皮屑或甲屑用 10% KOH 消化后镜检。脓、痰、离心沉淀后的脑脊液可直接涂片，革兰染色后镜检。可见革兰阳性、圆形或卵圆形芽生孢子及假菌丝。

b 分离培养与鉴定：将检材接种于沙保弱琼脂培养基，25 ℃孵育 3 ~ 4 d 后，在培养基表面形成乳白色（偶见淡黄色）类酵母菌落，镜检可见假菌丝及成群的卵圆形芽生孢子。将菌种接种于 1% 吐温 80 玉米粉培养基，25 ℃ 孵育 24 ~ 48 h 后镜检，在菌丝顶端、侧缘或中间可见厚膜孢子，可与其他念珠菌相区分。

假丝酵母菌种类繁多，可根据形态结构、培养特性、生化反应等进行鉴别。

D. 防治原则

目前对假丝酵母菌病的高危人群尚未建立起有效的预防措施。鹅口疮及皮肤黏膜假丝酵母菌病的治疗可局部涂敷制霉菌素、龙胆紫、酮康唑、氟康唑等。除去危险因素如潮湿、停用抗生素等可使皮肤损伤减轻。慢性皮肤黏膜假丝酵母菌对酮康唑及其他唑类药物反应良好，但患有遗传性免疫缺陷的病人常需要终生用药。由于内脏及中枢神经系统假丝酵母菌病临床症状不典型，并且白假丝酵母菌分离培养常为阴性，故深部假丝酵母菌病的早期诊断比较困难。对于发烧伴有体弱的免疫缺陷患者或对抗生素治疗反应不佳者，均应使用唑类药物或低剂量的两性霉素 B 治疗。确诊的患者可用两性霉素 B 治疗，有时与口服氟胞嘧啶合用。

③曲霉

曲霉（Aspergillus）广泛分布自然界中的腐生菌，生长迅速，在沙保培养基上形成丝状菌落。开始为白色随着分生孢子的产生而呈各种颜色。其中的为烟曲霉（A.fumingatus）、黄曲霉（A.flavus）、黑曲霉（A.niger）和土曲霉（A.terreus）等对人有致病性，以烟曲霉引起人类致病最多见。曲霉可产生丰富的分生孢子，并易被烟雾化存在于空气中，因吸入曲霉孢子而感染，引起曲霉病（aspergillosis）。

A. 生物学性状

曲霉的菌丝为分枝状有隔菌丝。接触培养基的菌丝可分化出厚壁而膨大的足细胞，并向上长出直立的分生孢子梗。孢子梗顶端膨大形成顶囊。在顶囊上以辐射方式长出一二层杆状小梗，小梗顶端再形成一串分生孢子。并形成一个菊花样的头状结构，称为分生孢子头。多数曲霉只有无性阶段，少数存在有性阶段。

在沙保弱培养基上发育良好，在室温或 37 ~ 45 ℃均能生长。菌落开始为白色、柔软有光泽，逐渐形成绒毛状或絮状丝状菌落，由于产生分生孢子而形成该菌固有的颜色。

烟曲霉细胞壁成分半乳糖甘露乳糖是曲霉的主要抗原，在病人体液中检测到该抗原可作为早期诊断烟曲霉病的一种方法。烟曲霉 Ag7 是过敏性支气管肺曲霉病的主要抗原。

B. 致病性

曲霉的致病物质还不清楚。烟曲霉孢子细胞壁外层交织的簇状小棘结构，与多种上皮组织基底膜相关蛋白结合，起到粘附作用。烟曲霉可分泌几种胞外酶，如碱性蛋白酶、金属蛋白酶等，以及曲霉菌素，但这些物质与致病性的关系尚不能肯定。人经呼吸道吸入曲霉孢子后，在特定性个体可对该孢子产生严重的超敏反应；在免疫功能低下者，尤其灶患有白血病、骨髓移植以及应用皮质类固醇的病人，孢子可经出芽形成菌丝，后者侵入肺和其他组织，引起肺及全身性曲霉病。

曲霉病引起的支气管哮喘或肺部感染，在扩大的支气管和鼻窦中形成曲霉栓子或在肺中形成曲霉球，系大量曲霉繁殖成丛与纤维素、粘液以及炎症的细胞碎片等凝聚而成。此时 X 线显示肺内有空洞，其致密阴影在空洞内可随体位改变而移位，此可与结核球和肺癌区别。严重病例可播散至脑、心肌和肾等。有些曲霉能产生毒素，黄曲霉的毒素与恶性肿瘤，尤其是肝癌的发生密切相关。

C. 实验室检查

取痰或活检组织标本进行形态和培养特性检查。在组织内可见有隔分枝扭曲的菌丝。分离培养的菌根据分生孢子的特点进行鉴定，但对其病原性的确定应特别慎重。用免疫扩散试验检查烟曲霉抗体，在80%的真菌球型肺曲霉病和过敏性支气管肺曲霉病患者可为阳性。此外，用血清学试验检出患者血中曲霉细胞壁半乳糖甘露乳糖可作出诊断。

D. 防治原则

无有效的预防措施。皮肤、耳曲霉病的治疗可外用唑类抗真菌药、氮碘喹啉等。肺曲霉病可用两性霉素B雾化吸入治疗，真菌球型曲霉病可用氟胞嘧啶椎管内注射治疗，过敏性支气管肺曲霉病可用皮质类固醇和色甘酸二钠治疗。亦可用伊曲康唑和氟康唑治疗曲霉病。有些病例需用外科切除治疗。

④毛霉

毛霉（Mucor）广泛分布于自然界的腐生菌，此菌一般为面包、水果上和土壤中的腐生菌，常引起食物霉变。毛霉引起的感染称毛霉病（mucormycosis)，通常发生在酸中毒、糖尿病、白血病、淋巴瘤、严重烧伤、在机体免疫力低下或医源性输液和污染的绷带等可导致感染，机体抵抗力极度衰弱时更易感染。大多数病情发展急剧，可累及脑、肺和胃肠道等多个器官。好侵犯血管，形成栓塞，死亡率较高。

A. 生物学性状

形成无隔菌丝，且分枝成直角。从菌丝上生长出长短不等的孢子囊梗，孢子囊梗上生长着球形孢子囊，孢子囊内充满着大量孢子囊孢子，成熟后孢子囊孢子破囊而出。在沙保弱培养基上生长迅速，35～37℃培养数日即可形成丝状菌落，开始为白色，逐渐转变为灰黑色性肿瘤，尤其与肝癌的发生密切相关。

B. 致病性

毛霉感染多首先发生在鼻或耳部，经口腔唾液流入上鼻窦和眼眶，引起坏死性炎症和肉芽肿，再经血流侵入脑部，引起脑膜炎。亦可扩散至肺、胃肠道等全身各器官，死亡率较高。由于本病发病急，病情进展快，故生前诊断困难，多通过尸检病理诊断确诊。

⑤卡氏肺孢菌（Pneumocystis carinii）或称肺囊菌。过去认为属原虫，因其具有原生动物的生活史及虫体形态而归于原虫。现根据形态学和分子遗传学分析证实肺孢子菌的超微结构以及基因和编码的蛋白均与真菌相似，故属于真菌。

A. 生物学性状

为单细胞型，兼具原虫及酵母菌的特点。发育过程经历几个阶段，即滋养体、囊前期、孢子囊。小滋养体为圆形，直径 $1.2 \sim 2.0\ \mu m$，内含 1 个核；大滋养体为不规则形，大小为 $1.2 \sim 5.0\ \mu m$，内含 1 个核。囊前期为近圆形或卵圆形，大小为 $3 \sim 5\ \mu m$，囊壁较薄。孢子囊为圆形，直径 $4 \sim 6\ \mu m$，内含 $2 \sim 8$ 个孢子，各有 1 个核。自然界中存在的孢子囊被吸入肺内，孢子从孢子囊释放出，形成小滋养体，小滋养体逐渐增大成大滋养体，经二分裂、出芽和接合生殖进行繁殖。大滋养体接合生殖后细胞膜增厚，形成囊壁，进入囊前期。随后囊壁继续增厚形成孢子囊，囊内染色体进行减数分裂，细胞质包围核质形成孢子，成熟的孢子囊内含 8 个孢子。

B. 致病性

卡氏肺孢子菌经呼吸道吸入肺内，多为隐性感染。当宿主抵抗力低下时，潜伏在肺内以及新侵入的肺孢子菌得以大量繁殖，引起肺孢子菌肺炎。本病多见于营养不良和身体虚弱的儿童、接受免疫抑制剂或抗癌化疗以及先天性免疫缺陷病的患者，艾滋病患者当 CD4+T 细胞降至 $200\ /\ mm^3$ 时，80% 以上可受感染，近年来成为艾滋病患者常见的并发症，美国有 90% 的艾滋病患者合并本病。发病初期为间质性肺炎，病情迅速发展，重症患者因窒息在 $2 \sim 6\ w$ 内死亡，未经治疗的患者病死率几乎为 100%。肺孢子菌也可引起中耳炎、肝炎、结肠炎等。

C. 微生物学检查法

采集痰液或支气管灌洗液，涂片后用姬姆萨染色，查见包囊或滋养体即可确诊。在显微镜下可见包囊内的 8 个囊内小体，囊内小体的帕质呈浅蓝色，核 1 个呈紫红色。用 IFA、ELISA、CFT 检测人群血清中卡氏肺孢菌抗体，可用于流行病学调查。近年来 PCR 及 DNA 探针技术已试用于肺孢子菌感染诊断，敏感性及特异性均较高，但尚未广泛应用。

D. 防治原则

无有效的预防方法。对长期大量应用免疫抑制剂的患者应警惕诱发肺孢子菌肺炎，对患者应进行隔离。及早的治疗可有效的降低死亡率。本菌对多种抗真菌药物不敏感。用药首选复方新诺明，戊烷脒气雾吸入效果也较好，还可联合应用克林霉素和伯氨喹啉。

真菌感染的防治

（一）真菌的预防

1. 控制传染源：真菌病的传播诱因尚未完全清楚，例如手足癣为何可以单侧发病，而对侧长期不被传染。但众所周知，许多真菌病（如头癣）传染性是不可忽视的，应早期诊断和治疗，及时控制传染源，以防蔓延扩散。

2. 阻断传染途径：避免直接或间接接触传染源，如患者及患癣动物。对公共场所的用品及病人的用品均应予以消毒。

3. 加强个人预防：保持皮肤清洁、干燥、勤洗澡、勤换衣服。

4. 为预防系统性真菌病，进入真菌污染的环境和实验室时应戴防护口罩及手套。

5. 勿吃霉变的花生、水果、粮食等。

6. 若病人长期使用广谱抗生素、皮质激素及免疫抑制剂者，应定期进行痰、尿、鼻腔分泌真菌培养。

7. 脚气而言则要保持良好的脚部环境，避免鞋袜中残存的真菌引起脚气复发或外部再感染，可常换、常洗、常晒鞋袜，不要与别人共用鞋袜、拖鞋、脚盆、擦脚巾以及指甲刀等用品。

8. 努力做好卫生宣传教育工作，普及癣病的防治常识和措施。

9. 积极医治癣病患者，特别是头癣和手足癣，要充分发动群众，开展群防群治。

10. 讲究个人卫生、不与患者共用日常生活

（二）临床常用抗真菌药物

1. 两性霉素B：两性霉素对大多数深部致病真菌具有活性，如念珠菌、新型隐球菌、曲菌、组织胞浆菌、双向真菌等均有较强的抑制作用。但对皮肤和毛发癣菌大多耐药。

2. 酮康唑：对念珠菌、着色真菌属、球孢子菌属等有抗菌活性，对毛发癣菌亦具抗菌活性。

3. 氟康唑：对念珠菌、隐球菌 具有较高抗菌活性。

4. 氟胞嘧啶：为窄谱抗生素，对念珠菌、新型隐球菌和球拟酵母有较高抗菌活性，对其他真菌抗菌作用差，易产生耐药性，故常和两性霉素B联合使用。

5. 伊曲康唑：伊曲康唑体外有广谱抗真菌活性。对念珠菌、隐球菌、曲霉菌、组织胞浆菌、马内非青霉均有效。

6. 伏立康唑：伏立康唑适用于侵袭性曲霉病及严重真菌感染不能耐受其他药物或经其他药物治疗无效者，如足放线病菌属、镰刀菌属等感染。

（三）抗真菌药物分类

1. 化学结构分类

①多烯类抗生素，如两性霉素B、制霉菌素、曲古霉素等。

②吡咯类，包括酮康唑、伊曲康唑、氟康唑、伏立康唑、克霉唑、益康唑等。

③其他类如氟胞嘧啶。

2. 作用机理分类

①作用于真菌细胞膜：两性霉素B、制霉菌素、氟康唑、伊曲康唑、伏立康唑、酮康唑及克霉唑等。

②作用于真菌细胞壁：尼可霉素Z、卡泊芬净及普拉米星（pradimicin）等。

③作用于真菌核酸：干扰真菌DNA合成，5-氟尿嘧啶（5-FC）等。

④其他：大蒜新素（allitridum）及冰醋酸（glaciale acetic acid）等。

（四）临床治疗新策略

针对患者危险因素高低不一，而采取不同的抗真菌药物治疗方案，包括预防治疗（Prophylaxis）、经验治疗（Empirical therapy）、临床诊断治疗（Preemptive therapy）和确诊治疗（Targeted therapy）。预防性治疗主要针对高危患者，由于高危患者一旦发生真菌感染，病死率极高，而早期诊断又非常困难，预防用药则能大大降低其患病率和病死率，故目前比较倾向的是将其应用于诸如血液系统恶性肿瘤伴持续粒细胞缺乏、异基因造血干细胞移植，以及有高危因素的实体器官移植患者。也有主张应用于艾滋病、ICU 等危重患者，但还缺乏足够的循证依据。目前选用的药物主要有氟康唑和伊曲康唑口服液，其他一些药物如两性霉素 B 脂质制剂、伏力康唑、卡泊芬净等，还在进一步临床研究之中。此外，肺孢子菌肺炎（PCP）的预防在艾滋病患者有着重要价值。有资料显示，CD4 细胞绝对计数低于 $0.2 \times 10^9/L$ 患者，未采用 SMZ-TMP 预防治疗患者发生 PCP 的机会是预防治疗患者的 9 倍，并且多项随机对照研究结果显示，长期预防用药后 PCP 发生率低，故目前主张 CD4 细胞绝对计数低于 $0.2 \times 10^9/L$，予以 SMZ-TMP（磺胺甲噁唑 400 mg，甲氧苄啶 80mg）预防治疗。

所谓经验性抗真菌药物治疗，主要是指当血液系统恶性肿瘤患者化疗后粒细胞缺乏（中性粒细胞绝对计数 $<0.5 \times 10^9/L$）伴持续不明原因发热（体温超过 38 ℃在 1 小时以上，或单次体温超过 38.3 ℃），经恰当抗菌治疗 4 ~ 7 天无效时，可考虑早期经验性抗真菌药物治疗。目的是治疗可能由真菌感染引起的发热，同时对于这些持续粒细胞缺乏的高危患者还可起到进一步预防作用。自从两性霉素 B 被批准应用于经验治疗以来，近年来又先后开展了各种抗真菌药物的临床试验，研究表明两性霉素 B 脂质制剂、卡泊芬净、伊曲康唑注射液、伏立康唑和传统两性霉素 B 在疗效上并没有显著差异，但在安

全性方面有着显著改善，更适合于临床经验性应用。

而对于临床诊断或确诊患者，早期积极抗真菌治疗尤为重要，可根据患者感染病原菌、部位、病情轻重以及药物敏感性试验来确立综合治疗方案。值得一提的是，此时病原菌已经明确，药物选择余地相对较大，但现有的任何一种抗真菌药物都不能对所有真菌具有抗菌活性，每种药物的局限性也就不容忽视。如氟康唑对克柔念珠菌天然耐药，对丝状真菌不具抗菌活性；伊曲康唑、伏立康唑对接合菌无效；两性霉素 B 对葡萄牙念珠菌、土曲霉活性差；卡泊芬净对隐球菌、镰刀菌、接合菌无效。此外，还应注意药物不良反应、药物间相互作用的发生，根据患者具体情况，选择合适的药物，调整恰当的剂量，以取得最佳疗效。现今，侵袭性真菌感染的研究已经进入一个新时代，相信随着现代诊断技术的不断完善与发展，以及各种抗真菌药物临床经验的不断积累，加之今后新型抗真菌药物的不断涌现，在不远的将来，侵袭性真菌感染患病率和病死率不断上升的势头一定会得到很好的控制。

（五）真菌感染的分类及症状

真菌感染性疾病根据真菌侵犯人体的部位分为 4 类：浅表真菌病、皮肤真菌病、皮下组织真菌病和系统性真菌病；前二者合称为浅部真菌病，后二者又称为深部真菌病。浅部真菌（癣菌）仅侵犯皮肤、毛发和指（趾）甲，而深部真菌能侵犯人体皮肤、黏膜、深部组织和内脏，甚至引起全身播散性感染。深部真菌感染肠道即表现为真菌性肠炎，可独立存在如婴儿念珠菌肠炎，或为全身性真菌感染的表现之一，如艾滋病并发播散性组织胞浆菌病。

1. 浅表真菌病

感染仅仅局限于皮肤角质层的最外层，极少甚至完全没有组织反应，感染毛发时也只累及毛发表面，很少损伤毛发。主要包括：花斑癣、掌黑癣和毛结节菌病。

2. 皮肤真菌病

感染累及皮肤角质层和皮肤附属器，如毛发、甲板等，能广泛破坏这些组织的结构并伴有不同程度的宿主免疫反应；这类真菌感染中最常见的是皮肤癣菌病，其他真菌引起的感染还包括皮肤念珠菌病等。

皮肤癣菌病根据不同的发病部位可以分为足癣（俗称"脚气"）、手癣、体癣、股癣、甲癣以及头癣等各类癣病；在世界范围内广泛发生，是最常见的真菌性疾病，发病率高。

3. 皮下真菌病

感染皮肤、皮下组织，包括肌肉和结缔组织，一般不会经血液流向重要脏器播散；但有些感染可以由病灶向周围组织缓慢扩散蔓延，如足菌肿等；也有些则沿淋巴管扩散，如孢子丝菌病、着色芽生菌病。免疫受损患者的皮下真菌具有潜在的播散全身的危险。

4. 系统性真菌病

除侵犯皮肤和皮下组织外，还累及组织和器官，甚至引起播散性感染，又称为侵袭性真菌感染。近年来，随着高效广谱抗生素、免疫抑制剂、抗恶性肿瘤药物的广泛应用，器官移植、导管技术以及外科其他介入性治疗的深入开展，特别是 AIDS 的出现，条件致病性真菌引起的系统性真菌病日益增多，新的致病菌不断出现，病情也日趋严重。主要包括念珠菌病、曲霉病、隐球菌病、接合菌病和马内菲青霉病等。

后二者为深部真菌病，其感染危害最大，也是院内感染类型之一，其临床症状体征无特异性，缺乏有效诊断工具，病程进展快，预后差，预防性治疗和经验性治疗的应用越来越普遍。

（六）真菌性皮肤病

真菌性皮肤病，亦称皮肤真菌病，是指由病原真菌所引起的人类皮肤以及黏膜、毛发和甲等皮肤附属器的一大类感染性疾病。皮肤癣菌是真菌性皮肤病的主要致病菌，有红色毛癣菌、石膏样毛癣菌、絮状表皮癣菌、疣状毛癣菌、大小孢子菌等。此类疾病的共同特点是：发病率高、具有传染性、易复发或再感染。特别不合理、不规范的治疗会造成反复发作、反复治疗，极大的影响患者的生活质量。真菌喜欢温暖潮湿，浅部真菌最适宜的温度是22℃~28℃。当人体皮肤上有适合真菌生长繁殖的条件时，就容易发生癣病。如有些人容易出汗，皮肤容易潮湿，如不及时擦净和保持干燥，容易感染真菌而发生花斑癣等癣病；所穿裤子过紧过厚不透气、长时间坐办公室，容易患股癣等癣病；经常穿胶鞋、皮鞋、运动鞋，如透气性差，脚部的湿度和温度增高，若再加上皮肤不干净，就极易发生足癣等癣病。而且，身体上如果有了一种癣病，还会通过自身传播而使其他部位也发生癣病。常见的真菌性皮肤病有：

1. 真菌性皮肤病头癣

本病系发生于头部皮肤和毛发的浅部真菌病,在我国头癣基本分为四型，即黄癣、白癣、黑点癣、和脓癣。

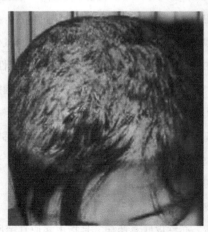

图 8-1　黄癣

黄癣的病菌是黄癣菌及其蒙古变种。本病中医谓之肥疮，我国俗称"秃疮"，而在南方叫作"癞痢头"主要流行在农村，多见于 7 ～ 13 岁儿童，男女之比为 9 ∶ 1，但成人和青少年也可发生。

本病发生于头皮部，起初皮损为丘疹或脓疱，以后干燥结痂，颜色淡黄。痂可蔓延扩大，大小如黄豆或更大。此时该痂外观与碟形相似，周边稍稍隆起，中央略呈凹陷，其间有毛发贯穿，此则所谓黄癣痂，系由黄癣菌集团、皮脂、鳞屑以及尘埃等组成。乃黄癣之重要特征，对诊断有帮助。同时也提示该病此时具有较强传染性，往往需要隔离治疗。该痂质如豆渣，容易粉碎，嗅之有鼠臭味，这也是本病另一特点。相邻的痂，可互为融合，形成大片灰黄色厚痂，若刮去结痂，其下可呈潮红湿润面或浅在性溃疡，如不医治可破坏毛囊，愈后遗留萎缩性痕疤。

病变处受感染头发呈干、枯、弯曲状，并且有散在性脱发，但无断发现象。患者头皮四周不管多么严重的病情，发际处仍然留存约 1 厘宽左右的正常发带，此处头发可不受累。

黄癣自觉症状痒，病程缠绵，若不医治，直至成人也无望自愈。有糜烂化脓者，可伴发颈部淋巴结肿大。除头部以外，面部、颈部、躯干及甲偶尔见被波及。病情较重者，还可引发变态反应，是时，全身出现的皮疹，则称癣菌疹。

本病应用滤过紫外线灯照射检查患处可呈暗绿色荧光，拔病发镜检为发内型菌丝，取黄癣痂检查亦可见孢子或鹿角状菌丝。

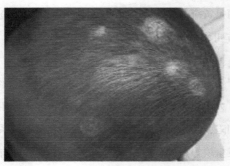

图 8-2　白癣

2. 白癣在我国主要是感染铁锈色小孢子菌所致。往往在城镇托儿所或小学校引起流行。几乎均是儿童期发病。

头皮损害为鳞屑斑片，小者如蚕豆，大的似钱币，日久蔓延、扩大成片，多呈不规则形状。病变处炎症反应不显著，但境界尚分明。病发干枯，失去光泽，往往以断发为主，这同黄癣秃而不断有所区别。常在距离头皮 2 ~ 5 mm 处折断，患处毛发靠近头皮的毛干外面可见白色菌鞘，此物也是真菌所形成，被视为本病特征之一。

用滤过紫外线灯照射病变区域可显现亮绿色荧光。取毛发镜检呈发外型孢子，拿皮屑早期进行真菌镜检亦多为阳性。培养 97% 是铁锈色小孢子菌，其余系别的小孢子菌。

患者自觉痒或无明显症状，病程为慢性，不经医治，往往到青春期可以自愈。这可能与青年人皮脂分泌旺盛、局部游离脂肪酸浓度增高以抑制真菌有关。病愈之后，新发可再生，不遗留疤痕。

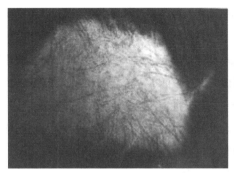

图 8-3　黑点癣

3. 黑点癣该病致病菌为紫色毛癣菌或断发毛癣菌。主要侵犯儿童，其发病率位于白癣和黄癣之后。

头部损害与白癣相近似，亦呈鳞屑斑片，但病变面积较小而数目比白癣多。此外，病发表现同白癣略有差异，主要呈低位性断发，往往在距头皮 1 ~ 2 mm 部位折断，有些甚至一出头皮便断。这时观察患处头发仅见有黑点状的残留毛根，故名黑点癣。

该病对滤过紫外线灯检试无荧光显现。拔取病发镜检为发内型孢子，早期皮屑也可查见菌丝。培养 80% 为紫色毛癣菌，20% 是断发毛癣菌。

本病传染性较黄癣和白癣为弱。自觉痒或无不适感。病程缓慢，痊愈后少数留疤，头发部分秃落。

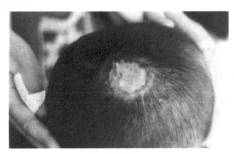

脓癣

4.脓癣是由嗜动物真菌，如石膏样小孢子菌或羊毛样小孢子菌感染所引起的。

皮损多呈大块状痈样隆起，炎症反应剧烈，患处毛囊化脓，可以从中挤出脓汁。病变部位毛发容易折断秃落，残留的头发极为松动、拔取毫不费力。痊愈后常留疤痕，用病发进行真菌镜检和培养皆为阳性。

本病自觉症状常诉说疼痛或轻痒。多伴发颈侧淋巴结肿大。有些患者还出现发热、倦怠食欲不振等全身症状。

5.真菌性皮肤病体癣

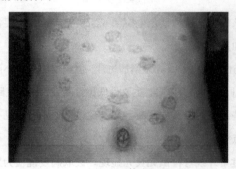

图 8-4　体癣

除去头部、掌跖、腹股沟、阴性部和甲以外，人体表面光滑皮肤感染皮肤癣菌所发生的皮肤病统称为体癣。又名圆癣或金钱癣。本病常见病原菌为红色毛癣菌、石膏样毛癣菌、絮状表皮癣菌、紫色毛癣菌以及上述头癣之病原菌。

体癣多见于儿童其次是青少年。本病临床表现与致病真菌种类及个体反应有关。皮疹始为红斑或丘疹、随后损害渐渐呈远心性向四周扩展，病灶中央有自愈倾向，日久成为环形。环的边缘稍为比邻近正常皮肤高起，该处炎症状较明显、其上有小丘疹、水疱或鳞屑附着。有时，环形中央又 可出现皮疹，新的皮损也渐渐扩大成环形，如此陆续发生而形成多层同心环，症状较明显。

本病皮损大小有差别，数目也不定，以 1 ～ 2 个或数个居多，全身泛发较少见，且分布也不呈对称。但如果患者有免疫缺陷病或长期使用皮质激素和免疫抑制剂时，皮疹有可能出现全身播散状分布。

另外，目前在临床时常遇见谓之"不典型体癣"，这是由于原为体癣被误诊成其他皮肤病或体癣患者自作主张，于病变处采用皮质激素霜剂外涂引起的。经过一段时间治疗，原体癣病灶的典型症状被破坏，代之以炎症反应较剧烈，病损范围迅速扩大，形态也欠规则，边界又不清楚，成为不好辩认体癣，故名。此乃皮质激素使用后，局部皮肤免疫力下降而造成致病真菌播散缘故。对此，没有经验的医生，是难于做出正确诊断。体癣病人，自觉痒甚，瘙抓之后，可并发细菌感染。刮取损害周边的鳞屑进行镜检可发见菌丝或孢子。

6. 真菌性皮肤病股癣

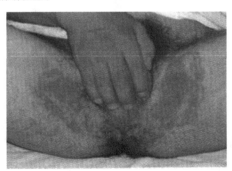

图 8-5　股癣

本病可视为发生于股部上方内侧面的一种特殊型体癣。其病原菌以絮状表皮癣菌为常见，别的皮肤癣菌亦可致病。

股癣绝大多数为成人男子，女性甚少见。常为单侧，也可两侧对称分布。病情严重者，皮损可向上蔓延直达下腹部；往后扩展波及到臀部；向下延伸而累及股部他处。

该病与体癣相比较有下面几点不同：一则股癣损害形态罕见呈圆形或椭圆形，多为不规则形或弧形；二则股癣皮损往往表现为苔藓样变或急性和亚急性湿疹样变；三则股癣较容易并发细菌感染；四则股癣自觉痒更为剧烈。

股癣一般从足癣或手癣自身传染引起的，病情与季节变化有关，通常入夏复发或加重，到冬天可缓解。病程缠绵，必须耐心医治方能痊愈，否则易复发。

7. 真菌性皮肤病足癣

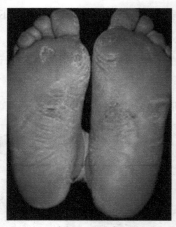

图 8-6 足癣

足癣系致病真菌感染足部所引起的最常见浅部真菌病菌，我国民间称之脚气或湿气。本病主要病原菌是红色毛癣菌、絮状表皮癣菌、石膏样毛癣菌和玫瑰色毛癣菌等。此外，由白色念珠菌引起也屡见报告。

足癣以中青年发病菌占多数。儿童老年患者较少见，这可能与这些人活动少、趾间较干燥有关。

本病菌好发于趾间，尤其是第三四趾缝。这同上述部位皮肤密切接触、潮湿、不通气，汗蒸发较差有关。足癣皮损表现一般分为以下三型：

①水疱型：在趾间及足底处可见针头至粟粒大的深在性水疱，疱壁较厚，

疏散或密集分布，邻近皮疹可融合，形成较大水疱。疱液自然吸收、干燥后转为鳞屑。

②趾间糜烂型：惯发于趾间，患处潮湿而多汗。皮疹初起为浸渍，因瘙痒或揉擦后招致表皮破损，终于转呈糜烂潮红湿润。可伴渗液常发出难闻恶臭。

③鳞屑角化型：颇为常见，好侵犯足底，足侧、趾间及足跟部。皮损表现为鳞屑，角质增厚，粗糙变硬，间有皲裂，每至冬季病性尤重。

以上三型的皮损往往同时参杂互见，只不过是以其中那种皮损为主，就称该型足癣。例如水疱型是以水疱表现为显著，间也可见糜烂或鳞屑少许。

本病自觉剧痒，以水疱型和趾间糜烂型尤甚。足癣发病与季节有关。往往冬轻夏重。在夏天容易继发细菌感染发生变态反应而引起癣菌疹，此时可伴发热等全身症状。

8. 真菌性皮肤病手癣

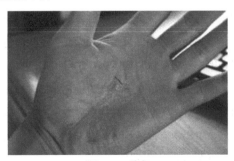

图 8-7　手癣

手癣是发生于掌面的浅部真菌病，与祖国医学"鹅掌风"表现雷同。可以是原发，但是多数是从足癣自身传染而来。病原菌与足癣相同，临床表现也和足癣差不多。由于手是露出部位，通风性比足要好得多，故临床无指间糜烂型呈现，而仅见水疱型和鳞屑角化型。临床偶见糜烂出现，但往往是念珠菌感染所致，而并非皮肤癣菌引起的。

9. 真菌性皮肤病甲癣

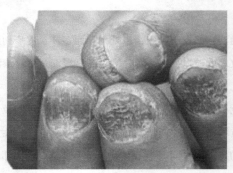

图 8-8　甲癣

甲癣是甲部感染皮肤癣菌所致的，俗称灰指甲；若由非皮肤癣菌所引起甲的病变则称甲真菌病。既往常把甲癣和甲真菌病混为一谈。

甲癣病变始于甲远端、侧缘或甲褶部。表现为甲颜色和形态异常。多呈灰白色，且失去光泽；甲板增厚显著，表面高低不平。其质松碎，甲下常有角蛋白及碎屑沉积。有时，甲板可与甲床分离。此外，临床可见一特殊型，即真菌性白甲。该型表现不增厚，只是甲表面发生点状白色混浊，随后逐渐扩展而波及全甲。甲癣病程缓慢，如不医疗、可罹病终身。甲真菌病临床特征呈甲板增厚、表面可见横沟纹，有时变为褐色。仍有光泽感，却无甲癣常见之甲下角蛋白及碎屑沉积。与此同时，多伴发甲沟炎，表现为甲周红肿，自觉有痛感和压痛。甲沟常有渗液少许，但未见化脓。本病致病菌为念珠菌或曲菌，需要进行真菌培养方能确认。

10. 真菌性皮肤病花斑癣

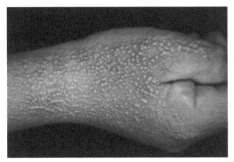

图 8-9　花斑癣

花斑癣因紫斑、白斑交替存在，故中医命名紫白殿风。鉴于夏季出汗皮疹斐然，又俗称汗斑。本病是由寄生于表皮角层的花斑癣菌所引起的。该菌为嗜脂性，既往培养常常失败，而今国内屡有培养成功的报道。也有人提出，花斑癣菌从真菌分类角度考虑，该菌不应属于真菌范畴。那么，由它引发的皮肤病也不应叫癣，故建议改称花斑糠疹。

花斑癣惯发于颈和胸背部位。有时，上肢近端也被波及。基本损害为斑疹，大小如黄豆。新疹是黄褐色或棕褐色，旧的病变呈灰白色。皮损表面附有微量糠状鳞屑，相邻皮诊可互为融合成较大的不规则病灶。一般无自觉症状，偶尔出汗时稍有痒感。

11. 真菌性皮肤病癣菌疹

癣菌疹系指真菌或其产物从原发病灶经血循环在人体其他部位发生皮疹，是属于一种变态反应。本病必须具备下列条件：有一个活动性原发真菌病灶；在癣菌疹的病变处查找真菌阴性；癣菌疹的病情随原发活动真菌病灶控制而改善直至消退；癣菌素试验必定阳性，如阴性也可排除至癣菌疹的诊断。

癣菌疹可分为全身泛发型和局限型两种。前者的皮疹呈苔癣样疹，即全身出现对称性、播散性的丘疹，与毛囊相一致，约针头至粟粒大；后一型多表现为汗疱样发疹，其特点于双侧掌面及指腹部发生散在或群聚深在性水疱，大小不等，疱壁不易破溃，少数可演变成较大水疱，如黄豆大以上。

本病自觉奇痒难忍，特别是局限型更为明显。此外还可有其他型发疹，譬如多形红斑样、结节性红斑样等均为罕见。

12. 新型隐球菌病

新型隐球菌病是由新型隐球菌引起的一种深部真菌病，可累及脑膜、肺、皮肤、骨骼系统和血液等器官和部位。新型隐球菌是隐球菌属的一个种，在免疫功能低下的患者中也可引起隐球菌病。感染新型隐球菌后潜伏期通常为数周至数年不等。临床表现轻重不一，变化多样。其中以新型隐球菌性脑膜炎最为常见，患者起病缓慢，病初症状不明显，常有头痛，可位于前额、双侧颞部、枕后或眼眶后，多为胀痛或钝痛，呈间歇性。伴低热或不发热。以后头痛程度逐渐加重，发作频率和持续时间增加。在数周之内，随着颅内压的进一步增加，患者的头痛剧烈，可伴有恶心、呕吐、烦躁和性格改变等表现，体检可发现步态蹒跚，脑膜刺激征阳性。老人可仅表现为痴呆，其他神经系统的表现不明显。

（七）新型隐球菌的预防可以从以下几点出发

1. 传染源

鸽粪、水果和土壤中可分离出新型隐球菌，也可从健康人的皮肤、黏膜和粪便中分离出来。由于新型隐球菌在44℃停止生长，鸟类的正常体温为42℃，阻止新型隐球菌不向肠道外侵袭，所以，鸟类并不发病。与其他鸟类的生活习性不同，鸽子保留废弃物在鸽巢中，有利于新型隐球菌的繁殖，使鸽粪中新型隐球菌的密度可高达 5×10^7/g。为预防新型隐球菌的感染可以避免接触鸽粪等传染源。

2. 传播途径

环境中的病原体主要通过呼吸道，也可通过皮肤或消化道进入人体引起疾病，或使成为带菌者。人体通常是通过吸人环境中气溶胶化的新型隐球菌孢子而发生感染。动物与人或人与人之间的直接传播方式尚未被证实。切断新型隐球菌的传播途径也是预防其感染的方式之一，避免与患者接触。

3. 人群易感性

一些正常人体内存在新型隐球菌感染，有严重基础疾病或免疫功能异常者如糖尿病、肾衰竭、肝硬化、恶性淋巴瘤、白血病、结节病、系统性红斑狼疮、器官移植以及长期使用糖皮质激素和其他免疫抑制剂等易感染和发病。存在以上基础疾病患者在生活中应特别注意，尤其是 HIV 感染者。

4. 隐球菌感染的治疗

（八）病原治疗的药物：三唑类抗真菌药氟康唑 ,200 ～ 400 mg/d，静脉滴注，脑脊液培养阴性后仍需要继续用药 10 ～ 12 周。

1. 一般治疗

①积极治疗原发并，去除病因。

②严格掌握抗生素、糖皮质激素和免疫抑制剂的用药指征。

③加强护理和支持疗法。

2. 抗真菌治疗

可选用氟康唑、伊曲康唑、氟胞嘧啶、两性霉素 B 及其脂质体等。对于严重患者，予静脉应用两性霉素 B 后口服氟康唑的标准治疗方法。在无艾滋病的轻症患者，氟康唑口服 400 ～ 600 mg/d，连用 8 ～ 10 周可能有效。在其他抗真菌药效果不佳时，伏立康唑有一定的治疗效果。卡泊芬净对本病作用有限。对皮肤黏膜隐球菌病出全身用药外，还应辅以局部处理。

①二性霉素 B 为多烯类抗生素，与真菌胞膜上的固醇类结合，改变膜的通透性，使菌体破坏，起杀菌作用。是目前治疗隐球菌病、组织胞浆菌病

和全身念珠菌病的首选药物，对曲霉素菌病效果较差。

A. 静脉滴注：开始宜用小量，每日 0.1mg/kg，如无不良反应，渐增至每日 1 ~ 1.5mg/kg，疗程 1 ~ 3 个月。静注时用 5% 葡萄糖液稀释，浓度不超过 0.05 ~ 0.1mg/ml，缓慢静脉滴注，每剂不少于 6 小时滴完。浓度过高易引起静脉炎，滴速过快可发生抽搐，心律时常、血压骤降，甚至心跳停搏。

B. 椎管内注射或脑室内注射：限于治疗隐球菌性膜的病情严重或静脉滴注失败的病例。儿童鞘内注射，首次 0.1mg 用蒸馏水（不用 0.9% 氯化钠溶液）稀释，浓度不超过 0.25mg/ml（偏稀为宜）或将药物与腰穿时引流出的脑脊液 3 ~ 5md 混合后一并缓慢注入。以 0.5mg 为止不低超过 0.7mg。疗程一般约 30 次，如有副作用可减量或暂停用药，脑脊液内药物过多可引起蛛网膜炎而脑脊液细胞增多，暂时性神经根炎、感觉消失、尿潴留、甚至瘫痪、抽搐，如及早停，大多能缓解。

C. 二性霉素的副作用：恶心、呕吐、腹痛、发热、寒战、头痛、头晕、贫血、血小板减少，血栓性静脉炎等，对炎、肾、造血系统有一定毒性。为减轻副作用，可于治疗前半小时及治疗后 3 小时给阿司匹林，严重者可用静脉滴注氢化可地松或地塞米松。用药期间，应每隔 3 ~ 7 天检查血、尿常规及肝、肾功能，血清肌酐 >2.5mg/dl 时用药应减量，尿素氮 >40mg/d 应停药，停药 2 ~ 5 周恢复正常，再从小剂量开始给药，注射部位易发生血栓性静脉炎，最初输液部位宜先从四肢远端小静脉开始。

② 5- 氟胞嘧啶是一种口服系统性抗真菌化学药物，对隐球菌和白色念珠菌有粮食抑制作用。可与二性霉素 B 合用，治疗全身性隐球菌病，剂量为每日 50 ~ 150mg/kg，分 4 次口服，疗程 4 ~ 6 周。婴儿剂量酌减。口服吸收良好，血清浓度高，脑脊液浓度可达血清的 64 ~ 88%，容易产生耐药性，副作用有恶心、呕吐、皮疹、中性粒细胞核血小板减少，肝肾损害，与二性霉素 B 合用时可减少耐药性，药量可稍减，毒性反应可减轻，可缩短疗程。

③氟康唑（Fluconazol）双三唑类抗真菌药，作用机理和抗菌谱与酮康唑相似，体内抗真菌活性比酮康唑强，生物利用度高，口服吸收好，对念珠菌、隐球菌等有抑制作用，可在脑脊液中达到有效治疗浓度 >3 岁每日 3 ~ 6mg/kg，一次口服或静滴，副作用有胃肠反应、皮疹、偶致肝功能异常。

④使用隐球菌荚膜的单克隆抗体治疗隐球菌病已经取得了一定的进展。鼠来源的荚膜特异性单克隆抗治疗 20 例隐球菌病的一期临床研究在国外已经完成，其临床疗效仍需进一步研究。Thl 型细胞因子 IFN—γ 也被用于中枢神经系统隐球菌病的治疗，目前仍需通过大规模临床实验验证其疗效。

（九）隐球菌病治疗指南

新生隐球菌病的治疗方法的选择依赖于侵犯部位及感染宿主的免疫状态。对于免疫正常宿主的局限性肺隐球菌病必须保证严密的观察。在有症状的病例，建议使用氟康唑，200 ~ 400 mg/d，共 3 ~ 6 个月。对于那些血清隐球菌抗原滴度 >1:8 而无 CNS 侵犯的隐球菌血症，或泌尿道、皮肤感染的病例，推荐使用唑类（氟康唑）3 ~ 6 个月。在所有病例中，均需严密观测以排除潜在的 CNS 感染可能。对于不能耐受氟康唑的病人，伊曲康唑（200 ~ 400 mg/d，共 6 ~ 12 个月）是一种可接受的选择方案。对于严重的感染病例，需采用两性霉素 B（0.5 ~ 1mg/kg/d）治疗 6 ~ 10 周。对于健康宿主的 CNS 感染病例，标准的治疗方案是采用两性毒素 B（0.7 ~ 1mg/kg/d），与氟胞嘧啶（100 mg/kg/d）联合使用 2 周，然后使用氟康唑（400 mg/d）至少 10 周。根据病人的临床状况，氟康唑"巩固"治疗需持续 6 ~ 12 个月。对 HIV 阴性的免疫抑制病例，不管其感染部位，均需按 CNS 感染来治疗。

HIV 感染的隐球菌病病例均需治疗。对于局限性肺部或泌尿道感染的 HIV 阳性病例，建议采用氟康唑，200 ~ 400 mg/d。尽管与高活性抗病毒治疗（HAART）的冲突还不清楚，但推荐所有 HIV 感染的病例需终生维持抗真菌治疗。对于不能耐受氟康唑的病人，伊曲康唑（200 ~ 400 mg/d）是一种可接受的选择方案。对于严重的感染病例，需联合使用氟康唑（400 mg/d）和氟胞嘧啶（100 ~ 150 mg/kg/d）10周，然后采用氟康唑维持治疗。对于隐球菌性脑膜炎的 HIV 感染病例，需选用两性霉素 B（0.7 ~ 1 mg/kg/d）联合氟胞嘧啶（100 mg/kg/d）诱导治疗2周，接着采用氟康唑（400 mg/d）治疗至少10周。在这10周治疗完成后，根据病人的临床状况，氟康唑用量可减少到200mg/d，终生维持治疗。对于 AIDS 相关的隐球菌性脑膜炎的另一可选择的治疗方案是联合使用两性霉素 B（0.7 ~ 1 mg/kg/d）和5-氟胞嘧啶（100 mg/kg/d）6 ~ 10周，然后采用氟康唑维持治疗。一般不采用唑类药物来进行诱导治疗。对于有肾功能不全的病例，可采用两性霉素 B 脂质体来替代传统的两性霉素 B。联合使用氟康唑和氟胞嘧啶6周是替代传统两性霉素 B 的另一可选择方案，尽管这种疗法毒性较高。在所有的隐球菌性脑膜炎的病例中，均需严密观察处理颅内压，以确保最佳的临床预后。

与其他系统性真菌病一样，近二十年来对新生隐球菌病的治疗有很大的进展。在 1950 年前，播散性隐球菌病基本上都是致命的。随着多烯类抗真菌药物，特别是两性霉素 B 的出现，根据发病时宿主的不同状况，治疗成功率为 60 ~ 70%。在 20 世纪 70 年代早期，人们发现口服氟胞嘧啶具有潜在的抗新生隐球菌活性，但是该药物单独使用很容易引起耐药而失去活性。根据宿主的状况，采用氟胞嘧啶与两性霉素 B 联合使用，预后可得到明显的改善，并且疗程可从 10 周减少到 4 ~ 6 周。在 20 世纪 80 年代早期，发现了可口服的具有抗新生隐球菌活性的唑类药物，如伊曲康唑和氟康唑。几乎同时，由于世界范围的 AIDS 流行及因实体器官移植而使用免疫抑制剂的病人增多，隐球菌感染的发病率急剧增高。

伴随着隐球菌病发病率的增高，出现了许多治疗该病的方法。目前，除了两性霉素 B 外，其他药物，如氟康唑、伊曲康唑及两性霉素 B 脂质体均可用来治疗隐球菌感染。单独使用或联合使用这些药物均取得了不同程度的成功。其中一部分治疗方法还未进行随机临床试验，而更多的是基于个案报道或开放标签 II 期研究。其结果是，大多数的医生不能确定哪一种药物用于哪一种潜在的疾病状况，怎样联合应用及疗程如何。值得注意的是，尽管 AIDS 出现的时间较短，关于 AIDS 相关性隐球菌脑膜炎治疗的资料比其他隐球菌感染要多。

1. 肺隐球菌病的治疗

肺隐球菌病的临床表现多种多样，从无症状的结节到严重的急性呼吸窘迫综合征（ARDS）。典型隐球菌性肺炎可能的表现包括咳嗽、发热和咳痰，以及显著的胸膜症状。肺是隐球菌感染的主要入口。血清隐球菌抗原阳性提示存在深部组织侵犯及可能有播散性感染。该病原菌具有很强的 CNS 易感性，但是有报道体内各个器官均有感染。

目的：治疗的目标是治愈感染，预防感染播散到 CNS 方法：对于 HIV 阴性病人的肺隐球菌病或非 CNS 隐球菌病的治疗结果极少有过研究，因此对于 HIV 阴性病人，特异的治疗方案和最佳疗程未经科学实验完全阐明。由于免疫抑制病人发展成播散性感染的危险性高，因此所有免疫抑制病人均需治疗。有症状的病人也需进行治疗。尽管所有痰培养阳性的无症状病人均需考虑给予治疗，许多痰培养阳性的免疫正常病人未经治疗预后也很好。但是，非肺部感染的 CNS 外隐球菌病（如骨或皮肤感染）需特异的抗真菌治疗。少数持续或顽固的肺部或骨感染需进行外科治疗。

结果：预期的结果是消除症状，如咳嗽、气急、咳痰、胸痛、发热等，以及消除或稳定胸片的异常表现（如侵润、结节、肿块）。在非 CNS 的肺外隐球菌病，消除疾病的其他表现（如 X 线表现的异常）以及消除症状和体征，也是预期目标。

不管选择何种方案，所有肺部感染及肺外隐球菌病的病人均必须进行腰穿检查以排除伴发 CNS 感染的可能。对于无症状而肺部标本培养新生隐球菌阳性的免疫正常病人必须严密观察或采用氟康唑，200～400mg/d，治疗3～6个月（AIII）。有轻到中度症状的免疫正常病人采用氟氟康唑，200～400 mg/d，治疗6～12个月（AIII）。对于那些不能耐受氟康唑的病人，可选用伊曲康唑，200～400 mg/d，治疗6～12个月（BIII）。两性霉素B由于毒性反应而限制了其在治疗轻到中度肺隐球菌病中的应用。但是，如果不能应用口服唑类药物，或肺隐球菌病较重或呈进行性时，推荐使用两性霉素B，0.4～0.7 mg/kg/d，总剂量为1000～2000 mg（BIII）。酮康唑在体外具有抗新生隐球菌活性，但在治疗隐球菌性脑膜炎中一般无作用，因此在肺和非CNS感染中很少被推荐使用（CIII）。有报道氟胞嘧啶（100mg/kg/d，治疗6～12个月）对肺隐球菌病疗效较好，但是由于单独使用易导致耐药，从而限制了其在肺和非CNS感染中的应用（DII）。在免疫抑制病人中，非CNS肺部及肺外隐球菌感染的治疗与CNS感染的治疗相同。

一部分病人表现为隐球菌血症，血清隐球菌抗原滴度（1:8）阳性而没有临床表现，或尿培养阳性，或前列腺感染。尽管对这些病例未进行回顾性或前瞻性研究，但仍需进行抗真菌治疗。

优缺点：对于非CNS隐球菌肺部及肺外感染的早期适当的治疗可预防和减少进展为致命的CNS感染。在实体器官移植的病人中，早期积极治疗可保护移植器官。药物相关的毒性作用及药物间不利的相互作用是限制这些治疗方法使用的不利因素。

费用：使用6～12个月的抗真菌治疗的费用是很高的。其他费用根据每个月对方案中大数方法的监查而定。

2.CNS感染

CNS感染通常表现为脑膜炎，极少数表现为单个或多个的病灶性肿块损害（隐球菌球）。CNS感染可伴发肺部或其他播散性感染，但大多数不伴有其他感染的临床表现。不管CNS感染是否与其他部位感染相伴发，其治疗是一样的。

目的：治疗的目标是治愈感染（清除 CSF 中菌体），及预防 CNS 长期后遗症，如颅神经瘫痪，听力丧失和失明。

方法：与非 CNS 感染相反，已有若干研究来评估 HIV 阴性病人的隐球菌脑膜炎治疗及预后。对联合或不联合使用氟胞嘧啶的两性霉素 B 疗效研究阐明了其对 HIV 阴性、免疫抑制和免疫正常宿主的最佳疗程。但是在这些人群中，对三唑类抗真菌治疗的随机性研究还没有完成。

结果：预期的结果是为了消除异常表现，如发热、头痛、精神改变、脑膜症、颅内高压及颅神经异常。在隐球菌球的 CNS 感染病例中，损害的 X 线表现改善是预期目标。

方案：联合使用两性霉素 B 和氟胞嘧啶可在 2 周内清除 60% ～ 90% 病人的 CSF 中的菌体。大部分免疫正常的病人可望在联合治疗 6 周而获得成功。但是，鉴于需要较长疗程的静脉给药及该方法的相对毒性作用，另一种方案也是可供选择的。尽管缺乏 HIV 阴性病人的临床对照试验资料，但通常联合应用两性霉素 B（0.5 ～ 1 mg/kg/d）和氟胞嘧啶（100 mg/kg/d）作为诱导治疗 2 周，接着采用氟康唑（400 mg/d）作为巩固治疗 8 ～ 10 周（BIII）。该推荐方案是由治疗 HIV 相关性隐球菌脑膜炎的经验延伸而来。初步研究表明氟康唑联合氟胞嘧啶作为诱导治疗的结果不是很令人满意。因此，即使在"低危险"的病人中，一般不建议采用氟康唑作为诱导治疗（DIII）。在治疗 2 周后，建议行腰穿检查 CSF 中的菌体情况。如果此时病人的 CSF 培养仍为阳性，则需延长诱导治疗时间。而且，也可选择氟康唑（200 mg/d）继续治疗 6 ～ 12 个月。免疫抑制病人，如实体器官移植受体，需更长的治疗。基于对 HIV 相关的隐球菌性脑膜的治疗经验，且联合应用两性霉素 B 和 5-氟胞嘧啶治疗 6 周的失败率达 15 ～ 20%，对于这部分病人，有理由采用与 HIV 相关的隐球菌性脑膜炎相同的诱导治疗、巩固治疗及抑制性治疗策略。

即采用两性霉素 B（0.7 ~ 1 mg/kg/d）治疗 2 周后，使用氟康唑（400 ~ 800 mg/d）治疗 8 ~ 10 周，接着应用更低剂量的氟康唑（200mg/d）行抑制性治疗 6 ~ 12 个月（BIII）。对于长期应用强地松的病例，尽可能减少强地松用量（或相当剂量）到 10mg/d 可提高抗真菌疗效。

对于有明显肾脏疾病的免疫正常和免疫抑制病人，在诱导治疗阶段可采用两性霉素 B 脂质体来替代传统的两性霉素 B（CIII）。对于无法耐受氟康唑的病人，可采用伊曲康唑（200 mg，2/ 日）来替代（CIII）。绝大部分脑实质的损害对抗真菌治疗反应良好，对于大（>3cm）而易接近损害需要行外科手术治疗。所有病人必须严密监测颅内压，其处理对 HIV 阳性病人相似。治疗性的决定不能常规或单独依据血清或 CSF 中的隐球菌多糖抗原滴度（AI）。抑制性治疗超过 1 ~ 2 年就可认为治疗失败。

对于系统使用抗真菌治疗失败的顽固病例，可采用鞘内或脑室内给两性霉素 B。鉴于两性霉素 B 的固有毒性及该方法操作的难度，仅用于这些需抢救的病例（CII）。

优缺点：隐球菌脑膜炎早期、适当的治疗可减少发病率和死亡率。药物相关的毒性作用及药物间相互作用产生的副反应是限制治疗方法使用的不利因素。两性霉素 B 毒性副作用很常见，包括恶心、呕吐、畏寒、发热和寒颤，这在各种使用剂量均可发生。最为严重的毒性副作用是肾脏损害，包括血清肌酐升高、低钾血症、低镁血症和肾小管酸中毒。另外，贫血也常见，偶可见血小板增多（可能由于应用了肝素所致）。必须严密监测血清电解质、肾功能和骨髓功能。然而，两性霉素 B 仍可被安全有效地使用，在开始 2 周的治疗中，仅 3% 的病人会出现需予以停药处理的毒性副作用。

费用：使用 6 ~ 12 个月的抗真菌治疗的费用是很高的。其他费根据每天、每周及每个月对方案中大数方法的监查而定。

3. AIDS 相关的隐球菌性肺炎治疗

HIV 病人肺部和 CNS 隐球菌感染的治疗指南 AIDS 相关的隐球菌肺炎的治疗肺炎可能是隐球菌感染播散的先兆症状。隐球菌性肺炎通常表现为发热和干咳。在 HIV 感染的病人中，隐球菌肺炎与其他原因引起的肺炎很难鉴别。除了伴有典型皮肤肤损害（传染性软疣样损害）的播散性隐球菌病，病史、体检或常规的实验室检查是无法明确的。然而，由于该疾病的严重的后果，必须评估 AIDS 肺炎病人潜在的真菌感染可能。HIV 感染的肺炎病人及 CD4+T 淋巴细胞 <400/mL 的病人需进行痰真菌培养、血真菌培养和血清隐球菌抗原检测。如果任一检查表明新生隐球菌阳性，则需进行 CSF 检查以确定是否有隐球菌性脑膜炎的可能。

目的：治疗的目标是控制感染，并预防疾病播散到 CNS。

方法：对于 AIDS 相关的隐球菌性肺炎治疗疗效还未有临床对照试验。实际上，对 HIV 感染病人的肺部或非 CNS 隐球菌感染治疗的疗效极少有人研究。因此，特异性的可选择治疗方案还未完全阐明。由于所有 HIV 感染病人存在播散感染的危险，很明显他们需进行治疗。对于持续或顽固的肺部或骨损害需考虑外科治疗。部分 HIV 感染病人表现为隐球菌血症或血清隐球菌抗原滴度（1:8）阳性而无临床表现。尽管对这些病人的治疗还没有进行特异的研究，但他们必须进行治疗。

结果：预期的结果是消除症状，如咳嗽，气急，咳痰，胸痛，发热，以及改善胸片异常表现（侵润，结节，肿块等）。在非 CNS 的肺外隐球菌病病例中，清除损害是预期目标。

方案：轻至中度症状或肺部标本新生隐球菌培养阳性而无症状的病人需终生应用氟康唑，200 ~ 400 mg/d（AII）。但是，在 HAART 治疗期间需长期随访。在不能采用氟康唑治疗的病例中，可终生使用伊曲康唑，400 mg/d（CII）。另一可选择的治疗方案是联合应用氟康唑（400 mg/d）和氟胞嘧啶

（150 mg/kg/d）治疗 10 周，但这种疗法的毒性作用限制了其使用（CII）。在严重的病例中，可使用两性霉素 B 直至症状得到控制，然后口服唑类药物，首选氟康唑（BIII）。酮康唑对 HIV 感染病人的隐球菌病治疗一般无效，应尽量避免使用（DII）。

优缺点：对于 HIV 感染病人的非 CNS 肺部及肺外隐球菌病的早期适当的治疗可减少发病率，并且预防其进展为致命的 CNS 感染。在这些人群中，预防进展为隐球菌性脑膜炎是治疗的主要目标。现有的治疗方法并非一定有效，但是由于在 AIDS 病人中隐球菌性脑膜炎的死亡率高达 25%，因此各种治疗方法只要能够轻微的改善症状都是值得的。单用氟康唑 400 mg/d 的副作用很小。在联合应用氟康唑和氟胞嘧啶（150 mg/kg/d）治疗 HIV 病人的隐球菌脑膜炎 10 周，氟胞嘧啶可产生明显的副作用。有 28% 的病例由于出现限制使用剂量的副作用（胃肠道反应）而停用氟胞嘧啶，另外 32% 的病例虽有明显的副作用，但没有因此中断治疗。

费用：终生使用抗真菌治疗的费用是很高的。其他费用根据每个月对方案中大数方法的监查而定。

4.AIDS 相关性隐球菌性脑膜炎的治疗

①诱导治疗：诊断 HIV 感染病人的隐球菌性脑膜炎需要有很高的警惕性。病人 典型表现为发热和 / 或逐渐出现的头痛，并进展为衰竭。但在以下疾病中排除隐球菌性脑膜炎也是很重要的，即癫痫、行为怪异、精神错乱、进展性痴呆或难以解释的发热等。体检通常很难发现有典型的脑膜刺激征，并且实验室检查极少有阳性发现。由于在 AIDS 病人中潜在有大脑肿块损害的可能，因此在 CSF 取样检查前需进行 CNS 的影像学检查。在影像学结果出来前，可进行血清学检测隐球菌多糖抗原。大于 99% 的隐球菌性脑膜炎病人的血清隐球菌抗原是阳性，通常其滴度大于 1:2048。

脑膜炎的确诊及其严重程度的确定是很重要的。没有哪种方法能替代直接检测 CSF。常规的检查需包括：CSF 开放压力（侧卧位），采集足够的 CSF（3 ml）以进行真菌培养，检测 CSF 中隐球菌抗原滴度、葡萄糖水平、蛋白质水平及细胞计数以鉴别诊断（总共 5 ml）。

目的：治疗的目标是为了清除感染，控制高颅压。但是在 HIV 病人中病原体清除往往是失败的，长期控制感染并改善临床表现成为主要目的。

方法：三种抗真菌药物对 AIDS 病人的隐球菌性脑膜炎的治疗是很有利的，它们分别是：两性霉素 B，氟康唑和氟胞嘧啶。伊曲康唑的活性似乎比氟康唑的要差点。由于氟胞嘧啶可相对较快出现耐药性，因此它一般不单独使用，仅用于与两性霉素 B 或氟康唑联合治疗中。临床试验发现联合应用两性霉素 B 和氟胞嘧啶的效果优于单用两性霉素 B 或氟康唑。同样，联合应用氟康唑和氟胞嘧啶的效果优于单用氟康唑，但这种联合疗法的毒副作用大于氟康唑单用。最近，研究发现单用两性霉素 B 脂质体或与氟胞嘧啶联合应用治疗隐球菌性脑膜炎，其副作用小于传统的两性霉素 B 制剂。结果：预期结果是消除异常表现，如发热、头痛、精神异常、视神经症状以及高颅内压。对于隐球菌球的病例，损害的消失是预期目标。

方案：诱导治疗联合使用两性霉素 B（0.7 ~ 1 mg/kg/d，静滴 ≥ 2 周）和氟胞嘧啶（100 mg/kg/d，分 4 次口服）（AI）。在氟胞嘧啶不能耐受的病例中，可选择单用两性霉素 B（剂量与上述一样）（BI）。在成功的诱导治疗 2 周后，采用氟康唑（400mg/d）口服巩固治疗 8 周或 CSF 培养阴性（AI）。尽管伊曲康唑的疗效差于氟康唑，但在不适合用氟康唑的病例，伊曲康唑也是一种选择（BI）。两性霉素 B 脂质体对于伴有肾功能不全的隐球菌性脑膜炎病人更有利（CII）。两性霉素 B 脂质体最佳使用剂量还未确定，但 AmBisome 在 4 mg/kg/d 的剂量下就很有效了。联合应用氟康唑（400 ~ 800 mg/d）和氟胞嘧啶（100 mg/kg/d，分 4 次口服）对 AIDS 相关的隐球菌性脑膜炎治疗也很有效。但是鉴于该方法的毒副作用，它仅作为治疗的备选方案

（CII）。鞘内或脑室内注射两性霉素 B 可用于治疗经系统应用抗真菌治疗失败的顽固病例。鉴于两性霉素 B 的固有毒性及该方法操作的难度，仅推荐用于这些需抢救的病例（CII）。

在某些病例中，检测新生隐球菌分离株的药物敏感性对病人的处理是非常有利的，尤其是如果可以比较确定初始及随后分离株的不同差异。这种检测方法一般最好用于复发病例或顽固病例。目前，分离株的药物敏感性检测不作为常规方法加以推荐（CIII）。

优缺点：对于 HIV 感染病人的隐球菌性脑膜炎的早期适当的治疗可减少该病相关的发病率和死亡率。最近，对该病进行的大样本比较研究发现，总的死亡率为 6%，相应的以前治疗经验的死亡率为 14% ~ 25%。两性霉素 B 的毒副作用很常见。氟胞嘧啶的用量需根据其血液学毒副作用，或更好是测定其血浓度来调整。与联合应用氟康唑和氟胞嘧啶相关的毒副作用是很明显的。

费用：终生使用抗真菌治疗的费用是很高的。其他费用根据在诱导治疗阶段每 2 周 1 次对治疗的监测，以及在巩固治疗阶段隔周的监测。

②维持治疗：在 AIDS 相关的隐球菌性脑膜炎治疗成功的病例中，如果没有进行维持治疗，其复发率是很高的。在经单用两性霉素 B 或联合氟胞嘧啶治疗成功的 AIDS 相关的隐球菌性脑膜炎病例中，通过安慰剂对照、双盲、随机的临床试验对氟康唑维持治疗的疗效进行的评价，结果也证明了这点。有 3% 的氟康唑治疗组和 37% 的安慰剂组的病例产生复发。但氟康唑治疗组中没有 CNS 感染复发相比，而安慰剂组中有 15% 病例 CNS 感染复发。

目的：维持治疗的主要目的是预防隐球菌性脑膜炎复发。

方法：预防隐球菌性脑膜复发有 2 个关键因素：（1）通过 HAART 方法来控制 HIV 的复制；（2）采用长期的抗真菌治疗来预防病原体的复发感染。前瞻性临床试验及细致的观察研究发现有效的抗病毒治疗可减少机会感染的发生率。但这项研究中隐球菌病的病例较少，因而无法提供直接证据来证明或确定抗病毒治疗能够影响到隐球菌病。但是，没有理由怀疑在 AIDS 病人中经 HAART 治疗可改善对其隐球菌病的控制。维持治疗可供选择的方法有：氟康唑、伊曲康唑口服，以及每周或每 2 周 1 次静滴两性霉素 B。

结果：预期的结果是继续保持隐球菌性脑膜炎相关症状的消失，改善或稳定颅神经异常。在维持治疗阶段，进行实验室或临床检查，如一系列的血清或 CSF 隐球菌抗原测定等对于监测病原体复发感染是没有意义的。

方案：必须根据标准方案来进行积极的抗病毒治疗。同时，给予长期的抗真菌维持治疗。对 AIDS 相关的隐球菌性脑膜炎的维持治疗，口服氟康唑，是最有效的方法（AI）。随机对照的临床试验发现氟康唑（200 mg/d）作为维持治疗优于两性霉素 B（1 mg/kg/d）。两性霉素 B 治疗组的病例复发明显较多，药物的副作用及细菌感染，包括菌血症也较氟康唑治疗组明显增多。在氟康唑治疗组中复发率是 2%，而在两性霉素 B 治疗组中为 17%。因此，鉴于两性霉素 B 的毒副作用和使用上的不方便，它仅用那些经唑类维持治疗多次复发或无法耐受唑类药物的病人的维持治疗（CI）。

在另一随机对照临床试验中，证明了作为隐球菌病的维持治疗方法，氟康唑优于伊曲康唑。这项研究在独立的资料安全监查委员会监督下进行的，结果发现氟康唑（200 mg/d）组中病人的 CSF 培养复发率为 4%，而在伊曲康唑（200 mg/d）中为 24%。因此，伊曲康唑被用于不能耐受氟康唑或氟康唑治疗失败的病例（BI）。一般慎用伊曲康唑 200 mg，2/ 日（BIII）。酮康唑作为维持治疗效果不佳（DII）。尽管一些初步研究提示当病人经有效的抗病毒治疗时，机会感染的复发率很低，除非有其他的确凿证据，否则隐球菌脑膜炎需终生维持治疗（AI）。对于那些经 HAART 治疗效果良好的病人，可考虑在成功抑制 HIV 病毒复制的 12 ~ 18 月后，予以停用第二阶段的预防性抗真菌治疗（CIII）。

优缺点：预防隐球菌病复发，可减少发病率和死亡率，并减缓 HIV 感染的进展。氟康唑具有很好的耐受性，恶心、腹痛及皮疹是最常见的副反应。

费用：终生使用抗真菌治疗的费用是很高的。其他费用根据每个月对方案中大数方法的监查而定。

③颅内高压的处理

在 HIV 阴性和 HIV 阳性的隐球菌性脑膜炎的病人中，超过 50% 的病人有颅内压增高。高颅内压是影响隐球菌性脑膜炎的发病率和死亡率的一个重要因素。颅内压增高是指在病人侧卧位时开放颅内压力 >200 mmH$_2$O。基于这个定义，目前由 NIAID 真菌病研究小组所组织的研究发现在 221 个 HIV 感染的病人中有 3/4 颅内压均增高；1/4 的病人颅内压 >350 mmH$_2$O。在 HIV 阴性的隐球菌性脑膜炎病人中并非需一贯地积极处理高颅内压，这对预后有何影响还不清楚。在 HIV 感染的高颅内压病人中，在起始治疗到治疗 2 周之间出现颅内压增高，则提示治疗疗效不好；处理高颅内压可降低该人群的死亡率。

同样，HIV 阴性的病人也可因脑膜炎症，隐球菌球以及罕见的 CSF 交通阻塞导致的脑积水而引起颅内压增高。局灶性神经征提示存在着颅内肿块。除了神经系统临床表现更为严重外，高颅内压的 HIV 感染病人在临床上无法与正常颅内压者相鉴别。临床表现包括视乳头水肿、听力丧失、视力敏锐下降、病理反射、严重的头痛及精神异常。

在 HIV 感染的病人中，CSF 存在着轻微的炎症反应（通过为少量的白细胞，葡萄糖、蛋白质水平正常），但真菌生长难以控制。颅内压增高的病人较颅内压正常的病人的 CSF 抗原滴度更高，且印度墨汁涂片阳性率更高。颅内压增高的部分原因可能是高水平的真菌多糖抗原或病原菌的生长干扰了蛛网膜颗粒对 CSF 的重吸收。

目的：有效地控制颅内压的主要目的是减少 HIV 阴性或阳性病人隐球

菌脑膜炎的发病率和死亡率。

方法：包括：通过连续的腰穿间断引流 CSF，腰椎置管引流，脑室腹腔分流。药物治疗，包括皮质类固醇激素，乙酰唑胺（利尿），甘露醇，都对隐球菌性脑膜炎病人的疗效不佳。

方案：降低高颅内压的主要干预方法是经皮腰椎引流术（AII）。在首次行腰穿前需进行大脑影像学检查以排除其存在占位性病变的可能（BII）。对于颅内压正常（<200 mmH$_2$O）的病人，在诱导治疗 2 周后，需重复进行腰穿以排除颅内压增高以及观察真菌培养情况。对于颅内压增高的病人，需进行腰椎引流术以引流足够的 CSF，使颅内压下降 50%。需每天进行腰穿术以维持颅内压在正常范围。当颅内压稳定在正常水平若干天后，腰穿术可暂时停止。偶尔，尤其是当病人需要频繁的腰穿或高颅内压症状难以控制时，极高颅内压（>400 mmH$_2$O）的病人需要进行腰椎引流术。在反复腰穿术或腰椎引流术难以控制高颅内压症状，或神经系统症状持续存在或呈进展性时，应推荐使用脑室腹腔分流术（BII）。

在 HIV 感染和 HIV 阴性的病人中，采用类固醇激素治疗的疗效及其对预期治疗结果的影响目前还不清楚。鉴于真菌的高菌负荷及 HIV 病毒的大量复制，在 HIV 感染的病人中采用类固醇激素辅助治疗是不被推荐的（DIII）。没有证据表明乙酰唑胺和甘露醇对隐球菌性脑膜炎的高颅内压的控制有明显的好处（DIII）。

优缺点：对高颅内压进行积极的处理可能对减少急性隐球菌性脑膜炎的死亡率和发病率是最为重要的。腰椎引流术的危险性主要见于极少数伴有肿块损害和阻塞性脑积水的病例。长期的外引流使病人处于继发细菌感染的高度危险之中。脑室腹腔分流术也可能继发细菌感染，但这并不常见。在进行抗真菌治疗时，分流术通常不会引起新生隐球菌的继发感染。

费用：腰穿术相对较便宜。腰椎引流术通常在 ICU 中进行，费用相对较高。

脑室腹腔分流术在全身麻醉下由神经外科医生操作，比较昂贵，但可挽救生命。

注：对于接受延长（>2周）给用氟胞嘧啶的病人，必须经常监测其肾功能，且使用剂量需作相应调整，最好是通过监测其血清浓度来进行。血清氟胞嘧啶水平需在服药后2小时测定，最佳浓度是在30～80μg/mL之间。

A. 临床医生必须判断在对身体其他部位（如皮肤）感染的治疗时，是采用肺部的治疗方案还是采用CNS感染的治疗方案。当出现其他部位播散感染或病人有潜在播散感染危险时，排除CNS感染是非常重要的。

B. 未经美国FDA正式批准用于隐球菌病。

C. 对较长成功采用HAART治疗的病人是否需进行预防性治疗还不清楚。d，两性霉素B脂质体在HIV阴性病人的隐球菌性脑膜炎中的应用经验很有限，但就目前经验来看，4mg/kg/d量的AmBisome就能很好地替代传统两性霉素B。

（十）真菌性皮肤病诊断与鉴别

1. 真菌性皮肤病诊断

可根据病史，临床表现特点，诊断一般较容易。必要时可进行如下辅助检查：

①真菌显微镜检查：选取皮损边缘的鳞屑或病发几根。置于玻片上，加入氢氧化钾溶液一滴，加盖玻片。然后放在酒精灯上加热片刻，以促进角质溶解。最后进行镜检观察。真菌检查阳性对诊断有确诊作用，如阴性也不能排除癣的诊断。

②真菌培养：常规的培养基是采用沙堡弱（sabourauad）培养基。将从病灶取来的鳞屑、毛发或疱膜接种后，放入25～30℃恒温箱中培养。一般5天左右即可见菌落生长，随后可进行菌种鉴定。如经三星期培养无菌落生长，可报告培养阴性。

③滤过紫外线灯检查：该灯又名伍德（wood）灯，系紫外线通过含有氧化镍的玻璃装置，于暗室里，可见到某些真菌，在滤过紫外线灯照射下产生带色彩的荧光。这样可根据荧光的有无以及色彩不同，在临床上对浅部真菌病，尤其头癣的诊断提供重要参考。此外，本灯对诸如托儿所群体检查也有帮助。

2. 真菌性皮肤病鉴别

①头癣应该与银屑病、脂溢性皮炎及斑秃进行鉴别：银屑病以成人多见，始自儿童发病较少。除头部有病变外，往往于躯干、四肢伸侧也常受累及。皮损呈斑块、表面附有厚层银白色鳞屑。病损处头发为毛笔状，但其本身无病理改变，即未见断发、脱发以及发干、枯弯曲等；脂溢性皮炎以成人居多，好发于头部、眉部、鼻唇沟、胡须部、腋下、躯干中央及阴阜处。皮疹为红斑、丘疹、表面有油脂状鳞屑。无断发现象、奇痒；斑秃、俗称"鬼剃头"。发病前多有精神障碍，病变处呈类圆形脱发，境界分明，脱发区内既无炎症反应，亦无鳞屑。主观无痒感。上述皮肤病毛发真菌检查皆为阴性。

②体癣须与玫瑰糠疹及银屑病进行鉴别：玫瑰糠疹惯发生在躯干和四肢近端，皮疹泛发且对称分布，主要表现为红斑，病损长轴与皮纹或肋骨相平衡，表面附糠状鳞屑。真菌镜检阴性；银屑病多见冬季加重，夏天缓解。余者鉴别内容参照上述。

③股癣主要应同神经性皮炎和慢性湿疹鉴别：神经性皮疹及慢性湿疹真菌检查均为阴性外，该两种病未见损害边缘略高于邻近正常皮肤，而且也无夏重冬轻的现象。

④手足癣要与湿疹及汗疱疹鉴别：湿疹往往累及手足背面和指趾伸侧，常对称分布。急性型皮疹为多形性损害，慢性者往往见有浸润明显，可呈苔藓样变，色泽暗红，界限一般清楚；汗疱疹好发于手指侧及掌之边缘，常伴发多汗症。以上疾病真菌检查均为阴性。

（六）皮肤真菌感染治疗

除头癣和甲癣外，大多数真菌感染症状都较轻微，常用抗真菌霜剂治疗。很多疗效较好的抗真菌霜剂可不需处方在药店购买。一般不用抗真菌粉剂。抗真菌药物的活性成分有咪康唑、克霉唑、益康唑和酮康唑等。

一般霜剂每天涂敷两次，治疗持续到皮损消退后 7 ~ 10 天。如果霜剂停用太快，感染并未消除，皮疹又会复发。

抗真菌霜剂要在使用几天后才显效，其间可用皮质类固醇霜剂缓解瘙痒和疼痛。可用市售的低剂量氢化可的松霜剂，浓度更高的氢化可的松需要医生处方。

严重的或顽固性感染，可用灰黄霉素治疗几个月，有时同时用抗真菌霜剂。口服灰黄霉素很有效，但可引起副作用，如头痛、胃肠道功能紊乱、光敏、水肿和白细胞减少等。停用灰黄霉素后，感染可能复发。皮肤真菌感染也可用酮康唑治疗。与灰黄霉素一样，口服酮康唑也有严重的副作用，包括肝脏损害。

保持感染部位清洁、干燥有助于抑制真菌繁殖，促进皮肤愈合。感染处应经常用肥皂和水清洗，擦干后扑撒滑石粉。避免使用含玉米粉的粉剂，因为它能促进真菌生长。

如果真菌感染有渗液，可能并发了细菌感染。需要用抗生素治疗。涂敷抗生素霜剂或口服抗生素。稀释醋酸铝溶液或怀特菲尔德软膏也可用来使渗液的皮肤干燥。

（七）真菌性皮肤病治疗

1. 真菌性皮肤病全身治疗

①酮康唑（kefoconazole）：现今多以本药内服以替代灰黄霉素。酮康唑系一种合成的广谱抗真菌咪唑类药。其抗真菌机理是通过抑制做为真菌细胞膜的重要成份的麦角甾醇合成，导致该菌细胞膜失去正常功能，引起膜的通

透性增高，最后使真菌变性乃至死亡。据临床实践本药对浅部真菌病有良好的疗效。

适应症：主要用于头癣，其次全身泛发体癣，重症型股癣以及甲癣。

禁忌症：肝功异常，妊娠和哺乳期妇女禁用本药品。

剂量：成人，200 mg，1 次 / 日。儿童体重 20 公斤 以下，50 mg，1 次 / 日；20 ~ 40 公斤，100 mg，1 次 / 日；40 公斤 以上可按成人剂量服用。

②其他咪唑类药：伊康唑（Itraconazole）抗真菌效力为酮康唑的 5 ~ 10 倍，用于治疗皮肤癣菌的最小剂量。

2. 真菌性皮肤病局部治疗

未累及毛发或甲板的浅部真菌病，采用局部疗法均可收效，但需要耐心，坚持较长时间擦药。常用有二组药物。

①外用独特药物：可选用特效药物克癣灵药水，外涂患处，

②特异性广谱抗真菌剂：目前广为应用最大的一族都有共同的咪唑环，即咪唑类药硫康唑（fioconazole），咪康唑（Miconazole）、肟康唑（oxiconazle）、益康唑（econazole）酮康唑（ketoconazole）白呋唑（Bifonazole）及克霉唑（氯三苯咪唑 Iotrimazoie）等往往制成 1% ~ 2% 霜剂，以供临床应用。

（八）真菌性皮肤病具体治疗方法

1. 头癣

我国已总结一套"五字疗法"的好经验，即服（药）、洗（头）、搽（药）、理（发）、消（毒）。对照此经验，我们可选用酮康唑内服，按上述剂量，连服 4 周；治疗期间须每日洗头；坚持外搽适宜的抗真菌药膏 1 ~ 2 月；每周理发一次，直至治愈为止；病人日常用品，如帽子、毛巾、枕巾、梳子等须定期进行消毒。

2. 体癣、股癣、手足癣

应坚信这类癣病局部治疗可奏效，但须根据不同病情，不同皮损表现，

而采用不同剂型的癣药。

①癣药并发感染，应先控制感染。

②病变处肿胀渗出明显时，可选用 3% 硼酸水或 0.02% 呋喃西啉溶液湿敷，俟消肿、渗出减少后再选择有效治疗癣的外用药。

③患处呈糜烂及少量渗出者，须先以黄连氧化锌油外用过渡 2 ~ 3 天，然后再酌情更换适宜癣药膏。

④病损表现为鳞屑角化型时，治癣药膏的剂型以软膏或霜剂为妥。

⑤如损害处有皲裂现象、忌用酊剂外搽，仍选取软膏或霜剂为好。

⑥皮疹以红斑、丘疹为主者，可选用酊剂或软膏和霜剂。

⑦面部、股内侧等部位皮损，禁止用高浓度角质剥脱剂，以免刺激而引起皮炎。

⑧只要剂型选择无误，多主张不宜频繁改换外用药。每种治癣药膏至少要用一周。

⑨病情顽固或皮损面积广泛、应用局部疗法治愈有困难者，可考虑给予酮康唑内服，200mg，1 次 / 日，连用 4 周。

3. 甲癣

本病原则上也应以局部治疗为主，但由于甲板颇厚，一般药物不易渗透进去，故不能采取平常治癣办法来处置本病。局部用药前须尽量除去甲板，而后再外用抗真菌药。常用方法介绍如下：

①刮甲法：每日用小刀尽量刮除病甲变脆的部分，然后再外搽 5% 碘酊、30% 冰醋酸、或威氏液，每日坚持 1 ~ 2 次，直至痊愈为止。

②溶甲法：先以胶布保护甲周皮肤，然后把 25% ~ 40% 尿素软膏涂于甲板上，最后再加盖塑料薄膜，并用胶布固定。每 2 日换药一次，待甲板软化有浮动感时，用镊子将甲板拔掉，随后，每日按常规换药，等创面愈合后再外用癣药膏，直到长出好甲。

如果通过以上方法治疗失败或者病甲数目多，亦可考虑投与酮康唑口服，剂量同上，常需半年左右方能治愈。

4. 花斑癣

本病容易治愈，但也常复发。传统用药，例如20% ～ 40%硫代硫酸钠溶液，2.5%硫化硒乳剂外用均可奏效，此外，咪唑类霜剂也能获得满意效果。

5. 癣菌疹

本病全身治疗可按过敏性皮肤病的治疗原则处理，局部不须用抗真菌药，尤其忌用刺激较强烈的癣药。可选用温和的氧化锌油外用或3%硼酸水湿敷即可。此外，必须积极医治活动性的癣病灶。

（九）真菌性皮肤病治疗误区

1. 正确使用外用药有的患者得了此类疾病，症状消失，也不痒了，就不再用药。谁知道过不了多久，又会复发，只好重新用药。这样反反复复了几次也没好。其实，症状消除后，真菌仍然存活在皮肤鳞屑或贴身衣物中。遇到潮暖环境，又会大量繁殖，导致癣病复发。因此，外用抗菌药物治疗癣病，表面症状消失后，仍要坚持用药1至2周。

2. 滥用激素类药物有的人被真菌感染后，往往会很着急，用激素类药膏（肤轻松软膏、地塞米松软膏等）涂抹，该类药物有很强的抗炎作用和免疫抑制作用。殊不知，滥用激素软膏，会造成皮肤萎缩、毛细血管扩张、多毛等副作用。而体癣、手足癣、股癣等是由于真菌感染引起，涂擦激素软膏往往只能起到一时的缓解，但由于抑制了免疫作用，反而促进了真菌繁殖，加重病情。

3. 不注意个人卫生防止真菌感染复发，要避免贴身衣物中残存的真菌引起癣病复发或外部再感染，可常换、常洗、常晒贴身衣物，不要与别人共用毛巾、鞋袜、拖鞋、脚盆、擦脚巾以及指甲刀等用品。

4. 不要忌讳就医、勿自行至药房买药，这是不正确的观念，无论是口服

临床应用真菌学检验

抗真菌药物、或外用抗真菌药物，均属于处方药品，需要谨慎并由医师诊察开立处方后方可使用。

真菌感染的实验室诊断概述

据 WHO 统计，能引起人类疾病的真菌约有 270 余种，尤其是深部真菌，可侵袭心、肺、血液、胃肠等人体各个器官和系统。对免疫低下的高危人群，曲菌、念珠菌感染的死亡率可达 25% ～ 60% 或更高，真菌感染已成为临床感染学中不可忽略的一部分。

深部真菌感染的死亡率

隐球菌病：不能及时诊断和治疗 86% 一年内死亡 ,92% 在二年内死亡。

器官移植死亡原因 : 90% 由于曲霉菌感染不能及时确诊 , 侵袭性曲霉菌病病死率可高达 50% ～ 100%。

念珠菌病死率达 40%。

当前真菌感染的特点 :

曲霉菌感染上升

白色念珠菌感染为主（50% ～ 60%）

非白念感染上升

某些真菌感染生前不易出现阳性

深部真菌病临床诊断困难：临床表现缺乏特征性；原发病重，感染容易被忽略；无法区别寄植真菌和侵袭性感染；菌群交替：由于广谱抗菌药的应用寄植菌群改变，病原菌增多；与细菌感染同时存在；医生忽视早期和反复做真菌学调查；实验室环境和方法学限制。

系统性真菌感染诊断程序

临床应用真菌学检验

危险人群

B–D 葡聚糖每周 2 ~ 3 次，测定值有意义上升

用抗生素 5 天症状无明显改变

CT 结果支持：典型的影象学

可确诊

系统性真菌感染（SFI）诊断标准

确诊：宿主有真菌感染的危险因素；有临床症状；组织标本检测阳性；细菌培养阳性；

可能感染：宿主有真菌感染的危险因素；有临床症状；细菌培养阳性；

可疑：宿主有真菌感染的危险因素；有临床症状或细菌培养阳性。

一、真菌学检验的基本技术

（一）直接镜检

是最简单也是最有用的实验室诊断方法，常用的方法有：

1. 氢氧化钾/复方氢氧化钾法：标本置于载玻片上，加一滴浮载液，盖上盖玻片，放置片刻或微加热，即在火焰上快速通过 2 ~ 3 次，不应使其沸腾，以免结晶，然后轻压盖玻片，驱逐气泡并将标本压薄，用棉拭或吸水纸吸去周围溢液，置于显微镜下检查。检查时应遮去强光，先在低倍镜下检查有无菌丝和孢子，然后用高倍镜观察孢子和菌丝的形态、特征、位置、大小和排列等。浮载液：A.10% ~ 20% 的 KOH。配方：氢氧化钾 10 ~ 20g，蒸馏水加至 100ml，待氢氧化钾完全溶解后摇匀存放在塑料瓶内，适用于皮屑、甲屑、毛发、痂皮、痰、粪便、组织、耵聍等的检查。B. 复方氢氧化钾溶液配方：氢氧化钾（AR）10g，二甲基亚砜（AR）40ml，甘油 50ml，蒸馏水加至 100ml，配制方法：将氢氧化钾先加入 30ml 蒸馏水中溶解后，再依次加入 DMSO、甘油摇匀后，用蒸馏水加到 100ml，装入塑料瓶内。此配方的优点是：配方中加 DMSO，能促进角质的溶解，有甘油涂片不易干，不易制成氢氧化

钾结晶，氢氧化钾的浓度相对低，腐蚀性亦低，为进行大面积普查或大批量采集标本作镜检带来了方便。

2.胶纸粘贴法：用 1cm×1.5cm 的透明双面胶带贴于取材部位数分钟后自取材部位揭下，撕去复带在上面的底板纸贴在载玻片上，使原贴在取材部位的一面暴露在上面，再进行革兰染色或过碘酸吸附染色，在操作过程中应注意双向胶带粘贴在载玻片上时不可贴反，而且要充分展平，否则影响观察。

3.涂片染色检查法：在载玻片上滴 1 滴生理盐水，将所采集的标本均匀涂在载玻片上，自然干燥后，火焰固定或甲醇固定。再选择适当的染色方法，染色后，以高倍镜或油镜观察。

4.常见镜检染色方法有：①革兰染色。所有真菌、放线菌均为革兰染色阳性，被染成蓝黑色。适用于酵母菌、孢子丝菌、组织胞浆菌及诺卡菌、放线菌的感染。②乳酸酚棉蓝染色：用于各种真菌培养物的镜检。③印度墨汁：用于检测脑脊液（CSF）中的新生隐球菌。④抗酸染色：用于抗酸菌及诺卡菌的诊断。⑤瑞氏染色：用于组织胞浆菌和马内菲青霉的检测。⑥过碘酸锡夫染色（PAS）：用于体液渗出液和组织匀浆等。真菌胞壁中的多糖染色后呈红色，细菌和中性细胞偶可呈假阳性，但与真菌结构不同，不难区别。

⑦嗜银染色（GMS）：真菌可染成黑色，主要用于测定组织内真菌。

（二）真菌培养

1.从临床标本中对致病真菌进行培养，目的是进一步提高对病原体检出的阳性率，以弥补直接镜检的不足，同时确定致病菌的种类。真菌培养检查除需要一般细菌检验用到的器具外，还应准备真菌专用的接种针、接种环、或接种钩（用铂丝或镍丝制成）、微型小铲、刀片、针头等，常规分离鉴定使用的培养基为沙氏葡萄糖琼脂（SDA）斜面培养基，加 0.05% 氯霉素，还有多种性质的培养基以满足各种不同的需要，可酌情选用接种的方法，根据不同的临床标本，大体可分为点植法和划线法两种。①点植法：适用于皮屑、甲屑、毛发、痂皮、组织等有形固体标本，将标本直接与培养基表面点状接触。②划线法：适用于痰、分泌物、脓液、组织液、组织块的研磨液等液体标本，用接种针（环）划线接种在培养基表面。

2.培养方法有多种，按临床标本接种时间分为直接培养法和间接培养法；按培养方法分为试管法、平皿法（大培养）和玻片法（小培养）。①直接培养：采集标本后直接接种于培养基上。②间接培养：采集标本后，暂保存，以后集中接种。③试管培养：是临床上最常用的培养方法之一，培养基置于试管中，主要用于临床标本分离的初代培养和菌种保存。④大培养：将培养物接种在培养皿或特别的培养瓶内，主要用于纯菌种的培养和研究。⑤小培养：主要用于菌种鉴定，大致分为三种：玻片法，方块法和钢圈法。A.玻片法：在消毒的载玻片上，均匀地浇上熔化的培养基，不宜太厚。凝固后接种待鉴定菌株，置于平皿中，保湿。待有生长后，盖上消毒的盖玻片，显微镜下直接观察，常用米粉吐温琼脂培养基观察白色珠菌的顶端厚壁孢子和假菌丝。B.方块法：适用于霉菌菌落的培养。取无菌平皿倒入约15ml熔化的培养基，待凝固后用无菌小铲或接种刀划成$1cm^2$大小的小块。取一小块移在无菌载玻片上，然后在小块上方四边的中点接种待鉴定菌株，盖上消毒的盖玻片，放入无菌平皿中的V形玻棒上，底部铺上无菌滤纸，并加入少量无菌蒸馏水，孵育，待菌落生长后直接将载玻片置显微镜下观察。C.钢圈法：先将固体石蜡加热熔化，取直径约2 cm，厚度约0.5 cm有孔口的不锈钢小钢圈，火焰消毒后趁热浸入石蜡油，旋即取出冷却，石蜡油即附着于小钢圈中。再取一无菌载玻片，火焰上稍加热，将小钢圈平置其上，孔口向上。小钢圈上石蜡油遇载玻片的热即熔化后凝固，钢圈就会固定在载玻片上。用无菌注射器经孔口注入熔化的培养基，培养基量约占小钢圈容量的1/2，注意避免气泡。待培养基凝固后取一消毒盖玻片，火焰上加热后，趁热盖在小钢圈表面，也即固定其上。最后用接种针伸入孔口进行接种。这种方法的优点是形成一种封闭式培养，在显微镜下直接观察菌落时可避免孢子吸入人体，而且不易被污染，盖玻片也可取下染色后封固制片保存。

（三）培养检查

1. 标本接种后，每周至少检查 2 次，观察以下指标：

①菌落外观：

A. 生长速度：缓慢生长菌：7～14 d，快速生长菌：2～7 d。一般浅部真菌超过 2 周、深部真菌超过 4 周仍无生长，可报告阴性。

B. 外观：a. 扁平。b. 疣状。c. 折叠规则或不规则。d. 缠结或垫状。e. 其他。

C. 大小：菌落大小用 cm 来表示，一般病原性真菌菌落小，而条件致病性真菌菌落大，菌落大小与生长速度和培养时间有关。

D. 质地：a. 平滑状。b. 粉状。c. 粒状。d. 棉花状。e. 粗毛状。f. 皮革状。g. 粘液状。h. 膜状。

E. 颜色：不同的菌种表现出不同的颜色，呈鲜艳或暗淡。致病性真菌的颜色多较淡，呈白色或淡黄色，而且其培养基也可变色，如马尔尼菲青霉等，有些真菌菌落不但正面有颜色，其背面也有深浅不同的颜色。菌落的颜色与培养基的种类、培养温度、培养时间、移种代数等因素有关。所以，菌落的颜色虽在菌种鉴定上有重要的参考价值，但除少数菌种外，一般不作为鉴定的重要依据，所以一般病原性真菌颜色淡，污染真菌颜色深。

F. 菌落的边缘：有些菌落的边缘整齐，有些不整齐。

G. 菌落的高度和下沉现象：有些菌落下沉现象明显，如黄癣菌、絮状表皮癣菌等，更有甚者菌落有时为之裂开。

H. 渗出物：一些真菌如青霉、曲霉的菌落表面会出现液滴。

I. 变异：有些真菌的菌落日久或多次传代培养而发生变异，菌落颜色减退或消失，表面气生菌丝增多，如絮状表皮癣菌在 2～3 周后便发生变异。

②显微镜检查：小培养可置普通显微镜下直接观察，而试管和平皿培养

的菌落则需挑起后做涂片检查。

（四）组织病理学检查

1.真菌病的组织病理检查与直接镜检培养同样具有相当重要的价值，尤其对深部真菌病的诊断意义更大，如用特殊染色可提高阳性率。

2.真菌的组织病理反应与其他一些疾病的组织病理反应极其相似，往往只有在仔细研究了病理切片并发现了真菌之后才考虑到真菌病的诊断。而在这种情况下，标本已被固定，培养有时已不可能进行，组织病理切片就成了真菌感染的主要依据。所以临床上在送病理标本的同时，要尽可能考虑到真菌感染的可能，以便同时采集标本送真菌实验室进行真菌学检查。

3.真菌在组织内一般表现为：

①孢子：酵母和双相型真菌在组织内表现为孢子。

②菌丝：许多真菌在组织中只表现为菌丝。组织中发现无色分隔、分支的菌丝多为念珠菌和曲霉。粗大、不分隔、少分支的菌丝为接合菌，多为毛霉、根霉、犁头霉等。粗大、少分支有隔的菌丝为蛙粪霉菌。棕色菌丝为暗色丝孢霉病，由暗色孢科真菌引起。

③菌丝和孢子，主要见于念珠菌感染。

④颗粒：为组织内由菌丝形成的团块。

⑤球囊或内孢囊：球囊内含有内孢子，为球孢子菌或鼻孢子菌在组织内的特征性结构。

4.组织病理片中根据形态和染色能基本确定种名的真菌为：荚膜组织胞浆菌、杜波伊斯组织胞浆菌、副球孢子菌、皮炎芽生菌、链状芽生菌、粗球孢子菌、新生隐球菌和鼻孢子菌等。根据组织病理中真菌的形态能确定属而不能确定种的病为：放线菌病、奴卡菌病、无绿藻病、念珠菌病、曲霉病和不育大孢子菌病等。多个属的真菌感染可引起相同的临床表现，在组织病理中真菌的形态无法区别的病有皮肤着生芽生菌病、暗色丝孢霉病、接合菌病、皮肤癣菌病和足菌肿等。足菌肿的颗粒若染色适当，很易确定为放线菌性或真菌性的，也能区别出细菌性颗粒。真菌性颗粒中的菌丝又分为无色或暗色两大类。各种病原菌基本上形成各自颜色、大小、形成和结构的颗粒，可以初步区别，但最后确定必须依靠真菌培养。

（五）血清学方法

随着诊断技术的进展，以免疫学方法检测真菌病已成为可能，引起深部真菌感染的病原菌主要有白念珠菌、曲霉菌和隐球菌等，传统的检测方法主要为血培养和组织活检，但血培养历时太长，且深部真菌感染的病原菌常不易培养成功，阳性率较低。而深部真菌感染的临床征象错综复杂，又使得组织活检缺乏典型改变，影响正确诊断，这些都使得这些方法所起的作用极为有限，真菌的抗原、抗体及代谢产物的血清学检查用于深部真菌感染的实验室检测，可取得很好的效果。目前常用的免疫诊断方法有：①特异性抗原的检测：A.乳胶凝集试验（LA），B.酶联免疫试验（EIA），C.荧光免疫测定法（FA）。②特异性抗体检测：由于受检者都为免疫低下患者，因其致阳性率低，故现已少用。

（六）分子生物学方法

近年来随着分子生物学的发展，已有聚合酶链反应（PCR）扩增、分子探针、限制性酶切片段长度多态性分析（RFLP）、DNA指纹图谱、随机扩增DNA多态性（RAPD）等方法。用于深部真菌病的诊断和分型研究，形成了以PCR技术为基础的一系列分子诊断方法。从这些新技术对多种致病真菌鉴定的应用过程中发现，此类方法具有操作简便、省时省力、特异性、敏感性高的优点。特别是从分子水平对真菌从遗传进化角度阐明菌种间内在的分类学关系，真正达到人们追求已久的自然分类的目的。我们有理由相信，随着PCR及相关技术在临床的应用及更广泛深入的研究，将会对真菌感染的诊断和鉴定产生根本的影响。

（七）真菌非培养检测技术

1. 动物试验：分离病原性真菌、确定真菌菌种的致病性、研究药物对真菌的作用等。

2. 核酸检测：操作简便、省时省工、敏感性和特异性高的优点，但要一定的实验条件，并大多仍处于实验研究阶段，故目前不可能完全替代常规鉴定方法。

3. 真菌毒素的检测：生物学方法、薄层层析法、高效液相色谱法和间接竞争 ELISA 法等。

二、 临床标本的采集

标本的正确采集是保证检验结果准确、可靠的前提。

1. 标本的种类

①皮肤的角质性物质：毛发、指（趾）、甲、皮屑等。

②各种分泌物和排泄物：生殖道分泌物、耳垢、痰、粪便、尿液等。

③血液和体液：体液包括胸水、腹水、脑脊液、淋巴穿刺液等。

④脓汁及渗出物。

2. 采集标本注意事项

①采集的标本要适宜：不同真菌感染应采取不同的临床标本。怀疑为浅部真菌感染如体癣，应刮取病变边缘的痂、皮屑，发癣应取折断了的病发。怀疑为深部真菌感染应取血液、脑脊液、痰、脓汁等。

②在用药前采集标本：一般真菌标本须在用药前采集，对已用药者则需停药一段时间后再采集标本。

③采集的标本量要足：血液和脑脊液标本 5ml，胸腔液 20ml，皮屑标本两块，活体组织两份（一份送病理科检查，一份作镜检和培养）。

④严格无菌操作：在采集标本时严格无菌操作，并进行消毒处理，尤其是在采集血液和脑脊液标本时，要避免污染杂菌。

⑤采集的标本立即送检：对采集的标本应立即送检，特别是深部真菌标本采集后最长不超过 2h。

三、真菌临床诊断新进展

免疫低下患者发生侵袭性真菌感染的临床表现并无特征性，往往又易被原发病或继发细菌、病毒感染所掩盖，加上传统的真菌培养阳性率较低，有些部位培养阳性也很难确立是定植或侵袭或污染，因此临床早期诊断非常困难。但近年来在诊断技术上有了一些新的认识和发展，如肺部高分辨 CT（High-resolution CT）出现晕轮征（halo sign）这一影像学改变，被认为是侵袭性肺曲霉病的早期特征性改变。晕轮征即在肺部 CT 上表现为结节样改变，其周边可见密度略低于结节密度，而又明显高于肺实质密度，呈毛玻璃样改变。其病理基础是肺曲霉菌侵犯肺部小血管，导致肺实质出血性梗死，早期病灶中心坏死结节被出血区围绕，后者在高分辨 CT 上表现为"晕轮征"，尤其是在骨髓移植等患者中出现此征时应高度怀疑此病。有 1 组研究报告显示，92% 粒细胞缺乏患者继发肺曲霉病时，早期高分辨 CT 可见晕轮征特征性改变，由此，采取及时的抗真菌药物，72% 患者可获治愈或好转。但 CT 检查仍不能作为确诊的依据，如念珠菌病、军团菌病、巨细胞病毒、Kaposi 肉瘤等疾病也可见类似的"晕轮征"，进一步可行支气管镜检查帮助确诊。在血清学方面主要有血清曲霉特异性抗原（半乳甘露聚糖）检测，简称 GM 试验，也是侵袭性曲霉病的早期诊断指标，在血液系统恶性肿瘤患者应用中具有较好的敏感性和特异性。此外还有血清真菌特异性抗原（1，3-β-D 葡聚糖抗原）检测，简称 BG 试验，也能对临床常见的侵袭性真菌感染作出早期判断，尤其是能很好地将念珠菌的定植与感染区分开。这两种方法在欧美等国已被批准使用，但也各有一定的局限性，如 GM 试验只针对曲霉感染，对其他真菌检测无效，且敏感性和特异性受诸多因素影响。而 BG 试验虽能测得包括曲霉和念珠菌在内的更多致病性真菌，初步的临床研究显示有较好的敏感性和特异性，但不能检出接合菌和隐球菌，也不能鉴定具体菌属和菌种。在分子生物学应用方面，主要是 PCR 技术对真菌的特异性核酸检测显示有较好的敏感性和特异性，特别是近期 2 组前瞻性临床研究显示有更好的特异性和阴性预测值。但是，目前该技术尚未被正式批准临床常规应用，主要与其假阳性和标准化问题尚未解决有关。

由此可见，通过一些临床诊断新技术、新方法，一方面能做到早期诊断，早期治疗，另一方面还可以减少经验性抗真菌药物的应用及其相关不良反应的发生，同时相应费用也会明显降低。因此，这一领域是发展最为迅速，也最为看好的。但还应该看到，目前还没有真正一项指标具备独立诊断价值，故更多学者倾向于应采用多种方法的联合检查来提高诊断的准确率。

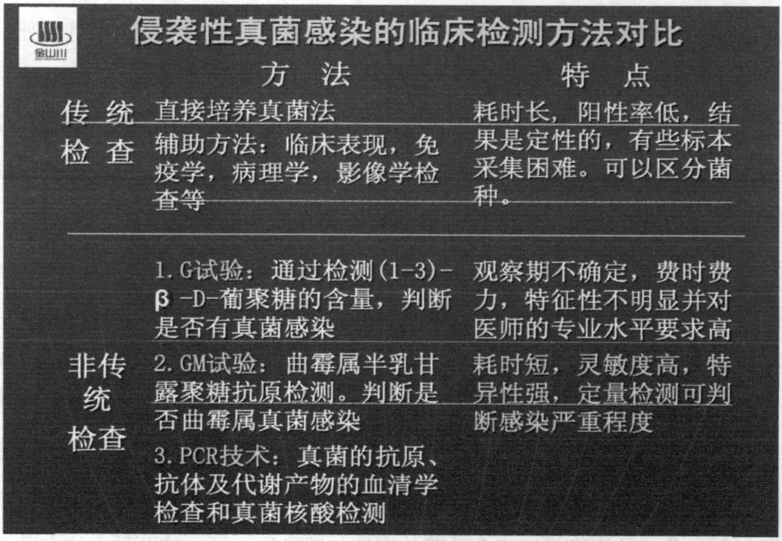

<table>
<tr><td colspan="3">金山川　**侵袭性真菌感染的临床检测方法对比**</td></tr>
<tr><td></td><td>方 法</td><td>特 点</td></tr>
<tr><td rowspan="2">传统检查</td><td>直接培养真菌法</td><td rowspan="2">耗时长，阳性率低，结果是定性的，有些标本采集困难。可以区分菌种。</td></tr>
<tr><td>辅助方法：临床表现，免疫学，病理学，影像学检查等</td></tr>
<tr><td rowspan="3">非传统检查</td><td>1.G试验：通过检测(1-3)-β-D-葡聚糖的含量，判断是否有真菌感染</td><td>观察期不确定，费时费力，特征性不明显并对医师的专业水平要求高</td></tr>
<tr><td>2.GM试验：曲霉属半乳甘露聚糖抗原检测。判断是否曲霉属真菌感染</td><td>耗时短，灵敏度高，特异性强，定量检测可判断感染严重程度</td></tr>
<tr><td>3.PCR技术：真菌的抗原、抗体及代谢产物的血清学检查和真菌核酸检测</td><td></td></tr>
</table>

图 9-1　侵袭性真菌感染的临床检测方法对比

四、 临床检验技术的意义

（一）直接镜检意义

1. 阳性结果意义

①有诊断意义，如浅部真菌病、隐球菌病、皮肤粘膜假丝酵母菌病等；

②代表组织相，直接镜检看到的真菌形态就是该真菌的组织形态，如假丝酵母的菌丝、浅部真菌的厚膜孢子等；确定某些致病性真菌属或种，如皮肤癣菌、曲霉等；③判断某些真菌种的致病性等。

2. 直接镜检局限性

①阴性结果不能排除真菌感染，直接镜检不如培养敏感，其敏感性随标本类型、数量、采集时间和质量等而有所不同；

②有假阳性结果，如溶解的淋巴细胞在脑脊液印度墨汁湿片中易误认为新生隐球菌；脂肪微滴也可与出芽酵母细胞混淆。

（二）真菌的分离培养意义

1. 真菌培养是目前鉴定真菌的唯一方法。

2. 培养成功与否与采集的标本是否适当、是否新鲜、培养基的选择、培养温度与时间等有关。

3. 大多数真菌培养的温度为28℃，但深部真菌为37℃。对二相性真菌培养时，28℃培养真菌呈菌丝相（霉菌型），37℃培养为组织相（酵母型）。

4. 平皿培养：表面较大可使标本散布，便于观察菌落形态，但水分易蒸发，只能培养生长繁殖较快的真菌，如假丝酵母菌、隐球菌。

5. 大试管培养：水分不易蒸发，主要用于皮肤癣菌的培养和真菌菌种的保存。

6. 玻片培养（微量培养、小培养）：可用于真菌菌种的鉴定。

（三）、真菌鉴定的意义

1. 菌种鉴定是一个复杂过程，仅观察菌落形态是远远不够的，还需作生化反应，分子生物学鉴定，必要时将菌种送有关单位鉴定。

2.检验真菌常用的生化反应有糖(醇)类发酵试验、同化碳源试验、同化氮源试验或利用硝酸钾试验、牛乳分解试验、酚氧化酶试验、明胶液化试验和脲酶试验等。试验方法同细菌试验，主要用于检验深部感染真菌如假丝酵母菌、隐球菌等。

五、 深部感染真菌检测

深部感染真菌因常引起全身性感染又称为系统性感染真菌，包括致病性真菌和条件致病性真菌两类。致病性真菌主要有荚膜组织胞浆菌（Histoplasma）、球孢子菌(Coccidioides)、副球孢子菌(Paracoccidioides)和芽生菌(Blastomyces)。此类真菌在正常人体内不存在，一旦侵入机体即可致病。在临床上比较少见，一般呈地方性流行。条件致病性真菌主要有念珠菌属（Candida）、隐球菌(Cryptococcus)、曲霉(Aspergillus)、毛霉(Mucor)、卡氏肺孢菌(Pneumocystis carinii,PC)和马内菲青霉（Penicillium marneffei）等，此类真菌属于人体正常菌群，通常情况下不致病，只有在菌群失调、免疫力低下等一定条件下才会致病。是目前临床上深部真菌感染最常见的病原菌，且呈增长趋势。

（一）念珠菌属的检验

1.标本的采集 采集分泌物、痰、粪、尿、血或脑脊液等标本。

2.常用检验方法

①直接显微镜检查 取标本直接涂片、革兰染色,镜下可见革兰染色阳性、着色不均匀的圆形或卵圆形菌体以及芽生孢子和假菌丝，这是念珠菌感染诊断的重要依据。

②分离培养 将标本接种在沙氏培养基上，29℃或35℃培养1～4 d后，培养基表面可出现酵母样型菌落。

菌落特征与镜下形态

A.SDA(含氯霉素和庆大霉素) 培养基： 25℃ ~ 30℃培养 1 ~ 2d 开始生长，菌落为奶油色、隆起、柔软、光滑。有些菌在进行芽殖时，形成假菌丝。有些酵母菌还可形成具分隔的真菌丝。分离培养基无法辨别念珠菌属种间差异。

B. 科玛嘉念珠菌显色培养基 (CHROMagar Candida) 经过 37 ℃ 24 h ~ 48 h 的培养，有 4 种念珠菌可以得到鉴定，翠绿色菌落为白念珠菌，铁蓝色菌落为热带念珠菌，淡粉红色菌落为克柔念珠菌，紫色菌落为光滑念珠菌。

③厚壁孢子形成试验 在玉米吐温培养基 25~30℃培养，48 h 内可形成厚壁孢子。

④ 芽管形成试验 以人、动物血清作为培养材料，37℃ 培养 2~3 h 白念珠菌可产生芽管，可以用来鉴别该菌。

⑤生理生化特征 不同菌种糖发酵和糖同化作用不同，这一特征可以用来区分不同念珠菌菌种。

表 9-1 常见假丝酵母菌的糖同化、发酵实验

菌　种	糖发酵试验				糖同化试验				
	葡萄糖	麦芽糖	蔗糖	乳糖	葡萄糖	麦芽糖	蔗糖	乳糖	半乳糖
白假丝酵母菌	⊕	⊕	+	-	+	+	+	-	+
热带假丝酵母菌	⊕	⊕	⊕	-	+	+	+	-	+
克柔假丝酵母菌	⊕	-	-	-	+	-	-	-	-
近平假丝酵母菌	⊕	⊕/+	-	-	+	+	+	-	+
吉力蒙假丝酵母菌	-	-	-	-	+	+	+	-	+
克菲假丝酵母菌	⊕	⊕/V	-	-	+	+	+	-	+

注：⊕：产酸产气。⊕/+：产酸产气/偶而产酸。⊕/V：产酸产气/有变种存在。-：无反应。

注：糖（葡萄糖、麦芽糖、蔗糖、乳糖、半乳糖、海藻糖）发酵指对某种糖发酵产生二氧化碳和乙醇，有气体产生的指示发酵，培养基的 pH 值可能不会改变；糖（蜜二糖、纤维二糖、肌糖、木糖、棉籽糖、半乳糖醇）同化指在有氧环境中对作为唯一碳源的特定一种糖的碳水化合物的利用能力。

⑥血清学试验　念珠菌属细胞壁 (1-3)– β –D– 葡聚糖含量高，G 试验检测血液标本中葡聚糖含量来判断有无念珠菌血症，不同念珠菌感染对葡聚糖检测无明显影响。

葡聚糖广泛存在于真菌细胞壁中，（1，3）– β –D– 葡聚糖占真菌壁成分 50% 以上，是真菌细胞壁上的特有成分，或称为真菌的分子标志物。（1，3）– β –D– 葡聚糖特性：对热极为稳定，高压 121℃并不能使其灭活。在念珠菌和曲霉菌细胞壁中含量较多，对 G 试验灵敏；当真菌进入人体血液或深部组织后，经吞噬细胞的吞噬、消化等处理后，(1-3)– β –D– 葡聚糖可从胞壁中释放出来，从而使血液及其他体液中含量增高。当真菌在体内含量减少时，机体免疫系统可将其清除；在浅部真菌感染中，(1-3)– β – 葡聚糖未被释放出来，故其在体液中的量不增高。因此能区分定植和感染。G 试验是检测人体体液中真菌细胞壁成分 (1-3)– β –D– 葡聚糖（Glucan）的试验，故称 G 试验。不存在于原核生物和人体细胞，是具有较高特异性的真菌抗原，因此，可将存在于血液及无菌体液中的 BG 视为侵袭性真菌感染（IFI）的标志。

马蹄鳖凝血系统中的凝血酶原 G 因子的 α 亚基特异性识别 BG 后，可激活血清凝固酶原上的 β 亚基，形成凝固酶，凝固酶参与凝血酶原级联反应，使凝固蛋白原转变为凝胶状的凝固蛋白，整个反应通过光谱仪测量其光密度可进行量化 (BG 水平可精确到 1pg/mL)，根据其引起的浊度变化对真菌 β – 葡聚糖浓度进行定量。

A. G 试验标本要求

a 应使用无菌、无热源的真空采血管，推荐使用 BD 真空采血管。

b 标本为血清。

c 标本采集应无菌操作。

d 标本采集后应在 2 小时内进行血清分离。血清在室温下 6 小时内检测不影响检测结果。

e 按照 3000r/min（1600g），10min 的规范方法分离血清。

f 黄疸、溶血和乳糜血应视为不合格标本。目前尚未有针对其他标本如脑脊液、胸腹水、肺泡灌洗液的处理液，故不建议开展，不能用处理血清的处理液处理其他标本。

B.G 试验的局限性　该试验不能用于隐球菌和接合菌（毛霉、犁头霉和根霉）感染。对于黄疸、溶血、乳糜血标本，可干扰试验结果。

假阳性原因有

a 污染（试管、枪头和蒸馏水被环境中细菌或真菌污染）；

b 应用含有葡聚糖的纤维素膜进行血液和腹膜透析患者；

c 手术中使用的纱布或其他医疗物品中含有葡聚糖；

d 静脉制剂（白蛋白、凝血因子、免疫球蛋白等）；

e 某些细菌败血病患者（尤其是链球菌败血症）；

f 抗肿瘤类药物（香菇多糖、裂殖菌多糖）；

g 磺胺类、阿莫西林 / 克拉维酸、头孢类药物、多粘菌素、厄他培南；

h 蘑菇类食物；

i 新生儿足跟采样。

假阴性原因有：

a 近平滑念珠菌感染；

b 免疫复合物形成；

c 使用某些抗真菌药，如卡泊芬净，该药能非竞争抑制 1,3-D- 葡聚糖合成；

d 标本在室温放置时间过长（超过 6 小时）超出可报告范围结果处理：标本测量结果若小于 10pg/ml，以 <10 pg/ml 表示；标本测量结果若大于 1000pg/ml，以 >1000pg/ml 表示，不建议再进行稀释检测。

3. 念珠菌抗原测定

念珠菌病相关的血清学检测主要通过检测患者血液循环中的各类抗原：如甘露聚糖（mannan）、1-3-β-D 葡聚糖、细胞质烯醇化酶（Eno）、磷酸甘油酸酯激酶（Pgk1p）、热休克蛋白 (HSP90) 以及蛋氨酸合酶（ Met6p ）等。其中，甘露聚糖是目前研究最为广泛的一种真菌血清抗原。

甘露糖是目前研究最为广泛的一种真菌血清抗原，它对热稳定，广泛存在于真菌胞壁中，是真菌胞壁的重要组成成分，甘露糖在不同真菌中的含量和作用不是恒定不变的，常常受周围环境的营养状态和细胞形态的影响。其在真菌致病过程中参与了免疫调节、防御，而且抗甘露糖抗体具有保护性作用。酵母菌中导致侵袭性感染者主要为念珠菌属，少数为新生隐球菌，当念珠菌感染时，甘露聚糖会被释放入血，故可进行血液检测。而隐球菌的厚荚膜使细胞壁上的甘露聚糖难以释放入血而不易测得，所以血浆中甘露聚糖抗原阳性与侵袭性念珠菌感染有高度相关性，可用于早期诊断侵袭性念珠菌感染。

念珠菌免疫学检测技术在灵敏度和特异性方面都较组织病理学、念珠菌培养、直接镜检和影像学检查有明显的优势，抗原检测阳性要早于念珠菌培养阳性，敏感性达 80% 以上，正逐渐成为念珠菌检测的常用方法。在国内外侵袭性真菌感染的诊断标准中，均认为血清念珠菌抗原阳性可作为微生物学诊断标准，因此测定血清中的甘露聚糖有助于侵袭性念珠菌病的早期诊断、早期治疗。

目前常用的念珠菌甘露聚糖检测试剂盒主要是两大公司的产品：伯乐，贴诺琦。这两种试剂盒的检测原理也不相同。伯乐（Bio-Rad）公司Platelia ™ Candida 试剂盒原理采用双抗体夹心一步法，待检血清（或血浆）中的甘露聚糖或标准品与包被在酶标板上的鼠单抗（捕获抗体）及辣根过氧化物酶标记的鼠单抗（检测抗体）形成抗体-抗原-抗体复合物，再加入底物显色，在酶标仪 450nm 处测定吸光度值，测定值和待检抗原的浓度呈正相关，根据甘露聚糖标准品绘制标准曲线并计算待检标本中甘露聚糖的浓度（pg/ml）。该试剂盒可进行定性或定量分析。

贻诺琦（Bio-Enoche）公司试剂盒原理采用竞争法，先将甘露聚糖包被在酶标板上，再加入待检血清（或血浆）和辣根过氧化物酶标记的甘露聚糖抗体，此时，待检标本中的甘露聚糖及甘露聚糖标准品与酶标板上的甘露聚糖竞争性结合有限的抗体结合位点，再加入底物显色，在酶标仪 450nm 处测定吸光度值，测定值和待检抗原的浓度呈负相关，可根据甘露聚糖标准品绘制标准曲线并计算待检标本中甘露聚糖的浓度（pg/ml）。该试剂盒可进行定性或定量分析。

待检血清或血浆标本常需要在离心管中加 300μL 待检血清或血浆，再加入 100μL 样本处理液，漩涡震荡 10 秒混匀，将离心管放入水浴锅内 100℃加热 90 秒后 10000 g 离心 10 分钟，取上清即可进行检测。预处理，将标本与处理液混合后加热，这样将标本中的抗原 - 抗体复合物解离，有利于抗原检测，将标本中的蛋白质变性并沉淀，减少其对免疫测定的干扰。

为保证实验的准确性、可靠性和减少系统误差，每次实验都必须做标准曲线和质控品，并在标准曲线 r>0.98 以上和质控品不失控的前提下才能进行数据分析。

4. 念珠菌抗体测定

①抗体检测在以下方面具有重要临床意义：

A. 区分真菌感染与定植。

B. 免疫缺陷的患者仍可以产生达到诊断水平的抗体浓度。

C. 真菌感染有一个相对较长的潜伏期，抗体的检测能满足临床对诊断时间窗的要求。

D. 抗原和抗体联合检测可提高临床诊断的敏感性和特异性。

因为定植者抗体水平很低，而感染者抗体水平明显增高，完全可以通过临界值加以区分，所以检测抗体可以区分念珠菌感染与定植。特别是选择那些只有在侵袭性感染时才释放出来的优势抗原，就可以避免定植所引起的假阳性。有研究结果显示念珠菌培养阳性和临床疑似念珠菌感染者抗体阳性率和抗体效价均较高，而念珠菌定植者抗体阳性率和抗体效价均较低，健康人抗体均阴性。该研究提示，可以建立适当的抗体临界值将念珠菌感染和定植加以区分。另外也有研究表明：有 73% 的侵袭性念珠菌病（invasive candidiasis，IC）患者至少可以早于血培养阳性结果 2 天检出抗体，最多可早于 15 天，平均为 7 天，因此念珠菌抗体检测适用于侵袭性念珠菌病早期诊断，并且随着抗真菌药物治疗，IgG 水平下降。所以，检测 IgG 也不失为一种疗效观察的方法。

②抗原和抗体联合检测具有以下优势：

A. 优势互补，提高检测的敏感性和特异性。

B. 能更准确地反映感染程度及阶段。

C. 用药前后抗原抗体的检测值变化可为临床用药的评价提供依据，有利于疾病的预后。

甘露聚糖在机体内能被降解，因此抗甘露聚糖抗体的检测可以弥补甘露聚糖检测的局限性，尤其是抗体和甘露聚糖联合检测，可以大大提高诊断的敏感性和特异性。有学者对 31 例感染念珠菌的患者进行研究发现，检测念珠菌甘露聚糖敏感性为 41%；甘露聚糖抗体敏感性为 47%；甘露聚糖和甘露聚糖抗体联合检测，敏感性可显著提高至 75%。国外另一项研究发现，检测念珠菌甘露聚糖敏感性为 58%，特异性为 93%；甘露聚糖抗体敏感性为 59%，特异性为 83%；甘露聚糖和甘露聚糖抗体联合检测，敏感性可达 83%，特异性为 86%。

目前常用的商品化的念珠菌抗体检测试剂盒，国外产品有伯乐（Bio-Rad）

公司生产的 Platelia Candida Ab-Ac-Ak 抗体检测试剂盒，德国 Virion Serion 公司生产的 IgA、IgM、IgG 抗体检测试剂盒，美国 IBL 公司生产的 IgA、IgM、IgG 抗体检测试剂盒；国内产品有天津贻诺琦（Bio-Enoche）生物工程有限公司（中美合资）生产的念珠菌 IgM、IgG 抗体检测试剂盒（ELISA）。其中，念珠菌 IgM、IgG 抗体检测试剂盒（ELISA）原理相同，均采用 ELISA 间接法。将预处理后的患者血清（或血浆）样本加到包被有念珠菌抗原的酶标板中，血清（或血浆）中的念珠菌 IgM 或 IgG 抗体与固相抗原结合，再加入抗人 IgM 酶标抗体或抗人 IgG 酶标抗体，形成抗原－抗体－酶标抗体复合物，最后加四甲基联苯胺（TMB）底物产生显色反应，用酶标仪在 450 nm 波长下测定其吸光度，吸光度值与待测物浓度成正比，通过标准曲线对样本中念珠菌 IgM 或 IgG 抗体浓度进行定量分析。

念珠菌 IgM 抗体检测时样本常需要处理其目的是去除类风湿因子的干扰。类风湿因子是一种以变性 IgG 为抗原的自身抗体，主要为 IgM 型。进行 IgM 抗体检测时，它的存在会导致假阳性结果。此外，结合力强的病原体特异性 IgG 抗体也可能取代结合力弱的病原体特异性 IgM 抗体与抗原结合，造成 IgM 检测假阴性结果的出现。因此，进行白色念珠菌 IgM 抗体检测前需用类风湿因子吸附剂吸附掉血清中可能存在的类风湿因子。

（二）隐球菌属的检验

新型隐球菌临床表现、脑脊液常规、生化检测及头颅影像学检查均缺乏特异性，与其他颅内感染性疾病尤其是结核性脑膜炎难以鉴别，误诊率高，确诊只能依赖于病原菌的检出。印度墨汁染色镜检法敏感性差，阳性检出率约 80%；脑脊液或血液培养法虽然属于诊断的金标准，但阳性检出率约 75%，培养（2～10 天）及鉴定时间长。而荚膜多糖是新型隐球菌特有的分泌物，其分子组成与结构区别于其他真菌和细菌，是隐球菌存在的直接证据。在感染的初期，荚膜多糖就能够在血清、脑脊液、肺泡灌洗液和尿液中被检测到，可作为隐球菌病早期诊断的标志物。随着病情的发展，荚膜多糖的含量会随之发生变化，可作为病情监测的指标。荚膜多糖抗原检测快速、简便，脑脊液和血清样本抗原检测的敏感性可达到 97% 和 87%，能实现早期快速诊断。因此荚膜多糖抗原检测用于诊断隐球菌感染更具有优势。目前欧洲癌症研究和治疗组织和美国真菌病研究组 (EORTC/MSG) 已经把荚膜多糖作为诊断隐球菌病的标准之一。中国侵袭性真菌感染工作组经反复讨论，并参照欧洲癌症研究和治疗组织和美国真菌病研究组 (EORTC/MSG) 有关标准，同样把血清／脑脊液中荚膜多糖阳性作为诊断隐球菌病的标准。

1. 标本采集 临床常见标本为脑脊液、痰液、骨髓等。

2. 直接显微镜检查

用病人脑脊液作墨汁负染色检查，可见透亮菌体，内有一个较大的反光颗粒和数个小的反光颗粒及出芽现象，菌体外有透明的宽厚荚膜。该方法是诊断隐球菌脑膜炎最简便、快速的方法。

3. 分离培养

将标本接种在沙氏培养基，置25℃和37℃培养，病原性隐球菌均可生长，而非病原性隐球菌在 37℃时不生长。培养 2～5d 后形成酵母型菌落。

4. 鉴定

新生隐球菌的主要特征是：墨汁负染见到宽厚荚膜，37℃培养生长良好，酵母型菌落，脲酶试验阳性，能同化葡萄糖和麦芽糖但不能发酵，同化肌酐（非致病菌不能）。

5. 酚氧化酶试验

酚氧化酶是新生隐球菌区别于其他隐球菌的特有的酶，是含铜的末端氧化酶，能催化单酚羟基化为二酚，进一步将其氧化成醌，而醌在非酶促条件下自氧化生成黑色素。将新生隐球菌接种 L– 多巴枸橼酸铁和咖啡酸培养基中，经 2~5d 培养，新生隐球菌形成棕黑色菌落。

6. 抗原检测

荚膜多糖定量检测具有诊断和预测价值。抗原的效价往往与疾病的程度密切相关，定量检测荚膜多糖浓度有助于判断感染的严重程度或疾病的活动程度。荚膜多糖含量的动态监测可作为病情转归、预后和疗效评价指标。患者荚膜多糖浓度降低表明治疗有效，不降低说明治疗不充分。

目前，商品化的新型隐球菌荚膜多糖抗原检测试剂盒国外产品有美国 IMMY 公司生产的 LATEX–CRYPTOCOCCUS ANTIGEN DETECTION SYSTEM（乳胶凝集法）和 CrAg Lateral Flow Assay（胶体金法）；伯乐（Bio–Rad）公司生产的 PASTOREX® CRYPTO PLUS（乳胶凝集法）；国内产品有天津贻诺琦（Bio–Enoche）生物工程有限公司（中美合资）生产的新型隐球菌荚膜多糖抗原检测试剂盒（ELISA 法）。国外产品乳胶凝集法试剂盒原理：该检测系统利用包被在乳胶颗粒中的抗隐球菌抗体与含有隐球菌荚膜多糖抗原的样本发生凝集反应，通过凝集颗粒的大小进行定性分析。贻诺琦（Bio–Enoche）公司试剂盒（ELISA）原理：该试剂盒采用竞争法，先将荚膜多糖包被在酶标板上，再加入待检血清（或脑脊液）和辣根过氧化物酶标记的荚膜多糖抗体，此时，待检标本中的荚膜多糖及荚膜多糖标准品与酶标板上的荚膜多糖竞争性结合有限的抗体结合位点，再加入底物显色，在酶标仪 450nm 处测定吸光度值，测定值和待检抗原的浓度呈负相关，可根据荚膜多糖标准品绘制标准曲线并计算待检标本中荚膜多糖的浓度。该试剂盒可进行定量或定性分析。

虽然血清、脑脊液、肺泡灌洗液和尿液均可检出荚膜多糖，但脑脊液敏感性高于血清和其他体液。由于方法学不同，各种检测技术的灵敏度也不同，依次为 ELISA 法 > 胶体金法 > 乳胶凝集法，ELISA 法检测灵敏度可达 0.5ng/ml，脑脊液和血清样本荚膜多糖抗原检测的敏感性可达到 97% 和 87%。荚膜多糖抗原检出的敏感性与菌株的血清型有关，血清型 A/B/D 可在 0.5ng/ml

时就可检出，而血清型 C 在 25ng/ml 时才能被检测到。

利用单克隆抗体，直接或通过乳胶凝集试验、ELISA 等免疫学方法检测新生隐球菌荚膜多糖特异性抗原，已成为临床的常规诊断方法，其中以乳胶凝集试验最为常用。

7. 核酸检测

核酸检测为诊断隐球菌病提供了新的有效方法。临床标本可用痰液、支气管吸出物等，核酸检测方法有探针杂交法、PCR 扩增法等。

8. 动物试验

小鼠对新生隐球菌敏感，注入腹腔、脑或静脉内，小鼠在 1～3 周内死亡。而其他非致病性隐球菌不致病。

9. 综上所述对新型隐球菌的诊断可以依据以下资料综合分析

①流行病学资料

应注意患者有否暴露于鸟粪、特别是鸽粪的病史；有否存在影响免疫防御功能的基础疾病和因素：如恶性肿瘤、结缔组织病、器官移植和使用糖皮质激素或免疫抑制剂等，其中，艾滋病病毒感染是本病重要的易感因素。但是，没有流行病学资料也不能排除本病。

②临床表现

典型的肺新型隐球菌病有咳嗽、黏液痰、胸痛等表现。中枢神经系统新型隐球菌病有逐渐加重的剧烈头痛、呕吐、脑膜刺激症阳性；严重时，可有意识障碍、抽搐、病理神经反射阳性等表现。皮肤新型隐球菌病有痤疮样皮疹，皮疹中间坏死形成溃疡等表现。骨骼新型隐球菌病有胀痛、冷脓肿形成等表现。

③实验室检查

除外痰液检查，脑脊液、血液、皮肤病灶和全身其他组织和体液标本墨汁涂片、培养分离以及组织病理标本找到有荚膜的酵母菌是新型隐球菌病的确诊依据。

(三) 曲霉属的检验

1. 标本采集 标本主要有痰液、脓液、分泌物、皮屑、耵聍、尿、粪便等。

2. 直接显微镜检查

标本用氢氧化钾涂片，镜检可见分枝有隔菌丝，有时可见分生孢子梗、顶囊及小梗。若为有性期感染，可见到闭囊壳。曲霉菌结构图见下方。

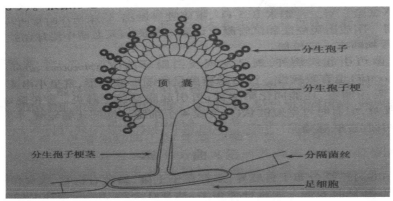

图 9-2 曲霉菌结构图

3. 分离培养

标本接种沙氏培养基，25℃或37℃培养，观察菌落特征，尤其是颜色的变化。

4. 鉴定

①曲霉的鉴定主要依据菌落质地、颜色，显微镜检查所见如

A. 分生孢子头形状；B. 分生孢子梗：颜色、表面粗糙或光滑；C. 顶囊：形态、梗占据顶囊表面积的大小；D. 小梗：单层还是双层；E. 分生孢子：表面是否光滑及有无纹饰；F. 有无闭囊壳。

②分生孢子头是曲霉属具有特征性的结构之一，由顶囊、产孢细胞和分生孢子链组成，可以是球形、放射形、圆柱形或棒形，且具有不同的颜色。

③烟曲霉菌落：生长迅速，菌落初黄、后为烟绿色或黑褐色，背面无色或黄褐色，绒毛状。顶囊烧瓶状；单层小梗，布满顶囊表面 2/3；分生孢子近球形、表面粗糙；分生孢子头柱状；分生孢子梗绿色、光滑。

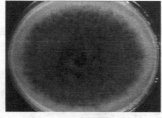
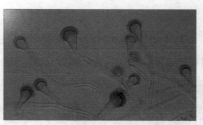

图 9-3　烟曲霉菌落　　　　　　　图 9-4　烟曲霉，光镜 X400

④黄曲霉菌落：初黄、后为黄绿色，背面无色或微褐色，有放射沟纹，棉絮状、有时粉末状。顶囊近球形；单层和或双层小梗，布满顶囊表面；分生孢子近球形或梨形、表面粗糙；分生孢子头放射状或圆柱状。孢子梗无色、粗糙。

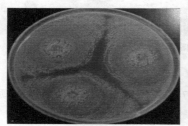
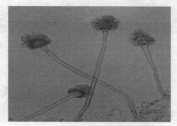

图 9-5　黄曲霉菌落　　　　　　　图 9-6　黄曲霉，光镜 ×200

⑤黑曲霉菌落：生长迅速，菌落初白、后为黑色或黑褐色，背面无色或略带黑褐色，初为羊毛状、后呈粗绒状。顶囊近球形；双层小梗，布满顶囊表面；分生孢子球形、表面极度粗糙；分生孢子头放射状；孢子梗无色或淡黄色、光滑。

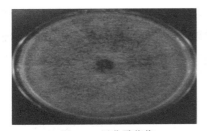
图 9-7　黑曲霉菌落

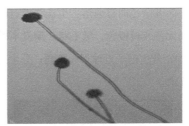
图 9-8　黑曲霉，光镜 ×200

⑥土曲霉菌落：生长迅速，菌落肉桂色或褐色，背面黄到褐色，有放射沟纹，绒毛状。顶囊半球形；双层小梗，布满顶囊表面 2/3；分生孢子近球形、光滑；分生孢子头紧密圆柱形；孢子梗无色、光滑。

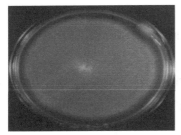
图 9-9　土曲霉菌落

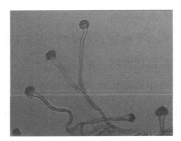
图 9-10　土曲霉，光镜 ×200

⑦构巢曲霉菌落：生长迅速，菌落初灰白、后为暗绿色，背面紫红至紫黑，中央粉末状、边缘绒毛状。顶囊半球形；双层小梗，布满顶囊表面 1/2；分生孢子球形、粗糙有刺；分生孢子头柱形；孢子梗褐色、光滑；闭囊壳紫色。

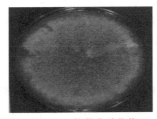
图 9-11　构巢曲霉菌落

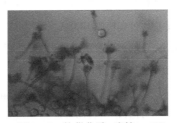
图 9-12　构巢曲霉，光镜 ×400

⑧杂色曲霉菌落：生长缓慢，菌落灰绿、浅黄或粉红色、逐渐变黑，背面无色或黄橙色，绒毛状。顶囊半椭圆或半球形；双层小梗，布满顶囊表面3/4；分生孢子近球形、粗糙；分生孢子头疏松放射状。孢子梗无色或微黄、光滑。

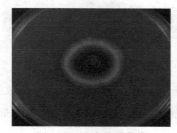
图9-13　杂色曲霉菌落

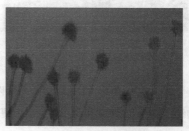
图9-1 5　杂色曲霉，光镜×400

5. 抗原检测

用竞争性 ELISA 测定病人血清中曲霉抗原，简单快速。

6. 抗体检测

常用免疫扩散、对流免疫电泳、ELISA 及间接免疫荧光法等检测病人血清中抗曲霉抗体。菌丝和培养滤液可作抗原。

7. 皮肤试验

对过敏性支气管肺炎病人可用曲霉抗原提取液作皮试。

8. 检测曲霉 GM 抗原的 ELISA 试验：半乳糖甘露聚糖(galactomanna，GM)是曲霉细胞壁的成分，曲霉通过生长菌丝释放到血液。半乳甘露聚糖由甘露聚糖和呋喃半乳糖组成，后者具有抗原性，被抗 GM 的单克隆抗体 EB-A2 IgM 识别。利用 ELISA 免疫方法检测侵袭性曲霉病患者体液中半乳甘露聚糖抗原成分以辅助诊断侵袭性曲霉病。

①曲霉菌抗原测定

因半乳甘露聚糖（galacto-mannan，GM）是曲霉细胞壁上的一种多聚抗原，其中具有免疫反应性的是呋喃半乳糖，菌丝生长时能从薄弱的菌丝顶端释放，是最早释放的真菌抗原。GM 释放量与菌量成正比，可以反映感染程度。GM 在感染后 24 小时（感染早期）即可检测到，与病情严重程度一致。因此检测半乳甘露聚糖可用于侵袭性曲霉菌病（IA）的早期诊断。有 2/3 的患者在临床症状和影像学出现异常或其他诊断方法阳性之前 6-14 天即可检测到 GM，对高危患者连续动态监测（每周 2 次）具有早期诊断价值。GM 试验可用于曲霉菌感染早期诊断的筛查指标。 欧洲癌症研究和治疗组织和美国真菌病研究组 (EORTC/MSG) 已经把半乳甘露聚糖（GM）作为诊断曲霉病的标准之一。中国侵袭性真菌感染工作组经反复讨论，并参照欧洲癌症研究和治疗组织和美国真菌病研究组 (EORTC/MSG) 有关标准，同样把血清中半乳甘露聚糖（GM）阳性作为诊断曲霉病的标准。

　　半乳甘露聚糖检测的临床意义有：其诊断的灵敏度和特异性均高达 90% 左右。患者血清中 GM 含量与感染程度相关，动态监测血清 GM 水平的变化可作为病情转归和疗效评价指标。在治疗期间，病人 GM 持续阳性或保持较高水平则预后差，GM 抗原清除早的病人预后好。但是对非粒缺患者的诊断价值尚有争议。

　　目前商品化的半乳甘露聚糖抗原检测试剂盒较少，国外产品有伯乐（Bio-Rad）公司生产的 PLATELIA ™ ASPERGILLUS EIA 试剂盒；国内产品只有天津贻诺琦（Bio-Enoche）生物工程有限公司（中美合资）生产的曲霉菌半乳甘露聚糖抗原检测试剂盒。这两大公司试剂盒所采用的原理不同，伯乐（Bio-Rad）公司 PLATELIA ™ ASPERGILLUS EIA 试剂盒原理：该试剂盒采用一步夹心法，待检血清（或血浆）中的半乳甘露聚糖与包被在酶标板上的鼠单抗（捕获抗体）及辣根过氧化物酶标记的鼠单抗（检测抗体）形成抗体 – 抗原 – 抗体复合物，再加入底物显色，在酶标仪 450nm 处测定吸光度值，测定值和待检抗原的浓度呈正相关，以临界值（Cutoff）对待检标本中是否含有半乳甘露聚糖进行定性分析。贻诺琦（Bio-Enoche）公司试剂盒原理：

该试剂盒采用竞争法，先将半乳甘露聚糖包被在酶标板上，再加入待检血清（或血浆）和辣根过氧化物酶标记的半乳甘露聚糖抗体，此时，待检标本中的半乳甘露聚糖及半乳甘露聚糖标准品与酶标板上的半乳甘露聚糖竞争性结合有限的抗体结合位点，再加入底物显色，在酶标仪450nm处测定吸光度值，测定值和待检抗原的浓度呈负相关，可根据半乳甘露聚糖标准品绘制标准曲线并计算待检标本中半乳甘露聚糖的浓度。该试剂盒可进行定量或定性分析。

血清、尿液、脑脊液及肺泡灌洗液（BAL）等均可用于半乳甘露聚糖检测，但鉴于标本类型不同，测试的敏感性和特异性也各不相同。其中血清或血浆标本均需要预处理。预处理的方法是在离心管中加300 μL待检血清或血浆，再加入100 μL样本处理液，漩涡震荡10秒混匀，将离心管放入水浴锅内100℃加热90秒后10000 r/min离心10分钟，取上清即可进行检测。标本与处理液混合后加热，有利于将标本中的抗原－抗体复合物解离，使抗原检测更方便，有效；将标本中的蛋白质变性并沉淀，以减少其对免疫测定的干扰。

为消除系统误差和保证实验的准确性、可靠性，每次实验都必须做标准曲线和阴性、阳性质控，并在质控品不失控的前提下才能进行数据分析。

以下因素可造成半乳甘露聚糖检测假阳性：

抗菌药物如哌拉西林、他唑巴坦、阿莫西林、克拉维酸等与GM有交叉反应，因此在接受这些药物治疗的患者中GM试验的特异性可能会下降。

GM试验的假阳性率为10% ~ 15%，一般在以乳制品为主食的婴幼儿、异体骨髓移植患者、菌血症患者、自身抗体阳性及使用半合成青霉素的患者中较易出现。

GM检测对中性粒细胞减少患者感染曲霉的诊断价值较高，但对儿童、肿瘤及ICU危重患者、中性粒细胞不减少或减少不严重的其他IA高危人群诊断价值有限。对此现象的解释是由于中性粒细胞能吞噬并快速杀伤菌丝，使体内真菌载量降低，从而使释放入血液的 GM 减少而难以检出。所以常将 G 试验和 GM 试验联合检测以提高 IA 诊断准确率。

②曲霉菌抗体测定

曲霉抗体的研究没有念珠菌抗体那么广泛和深入。Latg é 等研究小组报道，约 1/2 的 IA 患者产生曲霉特异性抗体。Sambatakou 等进一步证明，抗体测定对非中性粒细胞减少的亚急性侵袭性曲霉病（invasive aspergillosis，IA）患者是最好的无创诊断方法。Kappe R 等研究发现，总体大约 23% 的侵袭性曲霉感染患者曲霉抗体检测呈阳性，免疫力低下的病人在用药有效后 10.8 天左右能检测到抗体产生。抗体检测尤其是 ELISA 法 IgG 抗体检测对临床诊断的确认和临床用药的评价有着十分重要的意义。

目前商品化的曲霉菌抗体检测试剂盒有国外产品：伯乐（Bio-Rad）公司生产的 Platelia ™ Aspergullus IgG 抗体检测试剂盒，德国 Virion Serion 公司生产的 IgA、IgM、IgG 抗体检测试剂盒，美国 IBL 公司生产的 IgA、IgM、IgG 抗体检测试剂盒；国内产品：天津贻诺琦（Bio-Enoche）生物工程有限公司（中美合资）生产的曲霉菌 IgM、IgG 抗体检测试剂盒（ELISA）。其中曲霉菌 IgM、IgG 抗体检测试剂盒（ELISA）原理相同，均采用 ELISA 间接法。将预处理后的患者血清（或血浆）样本加到包被有曲霉菌抗原的酶标板中，血清（或血浆）中的曲霉菌 IgM 或 IgG 抗体与固相抗原结合，再加入 IgM 酶标抗体或 IgG 酶标抗体，形成抗原–抗体–酶标抗体复合物，最后加四甲基联苯胺（TMB）底物产生显色反应，用酶标仪在 450nm 波长下测定其吸光度，吸光度值与待测物浓度成正比，通过标准曲线对样本中曲霉菌 IgM 或 IgG 抗体浓度进行定量分析。

曲霉菌 IgM 抗体检测样本同样需要预处理，目的是去除类风湿因子的干扰。类风湿因子是一种以变性 IgG 为抗原的自身抗体，主要为 IgM 型。进行

IgM 抗体检测时，它的存在会导致假阳性结果。此外，结合力强的病原体特异性 IgG 抗体也可能取代结合力弱的病原体特异性 IgM 抗体与抗原结合，造成 IgM 检测假阴性结果的出现。因此，进行曲霉菌 IgM 抗体检测前需用类风湿因子吸附剂吸附掉血清中可能存在的类风湿因子。

③ 曲霉菌抗原抗体联合检测方案可参考下图：

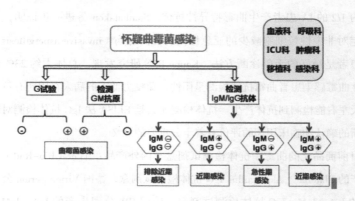

图 9-15　曲霉菌抗原抗体联合检测方案

（四）毛霉目的检验

毛霉目真菌为条件致病菌，正常人体极少感染，但免疫功能低下者易感染。

1. 标本采集　采集皮屑、脓液、血液、痰、尿、鼻窦抽取物、活体组织等标本。

2. 直接显微镜检查　标本用氢氧化钾直接涂片检查，可见粗大无隔菌丝，偶见孢子囊及孢子囊梗。

3. 分离培养　标本接种于沙氏培养基上，25℃或37℃培养，观察菌落。

4. 鉴定　毛霉目真菌鉴定依据：

①菌落形态、色泽；

②有无假根和匍匐菌丝；

③分生孢子梗着生位置及分枝状态；

④孢子囊形态；

⑤有无囊轴、囊托及其形状；

⑥有无接合孢子及其特点。

（五）马尔尼菲青霉的检验

1. 标本采集　采集痰、血液、脓汁、皮损、腹水、骨髓、溃疡分泌物等标本。

2. 直接显微镜检查　皮损刮片、溃疡分泌物等标本涂片，PAS 染色后镜检，可见到球形、近球形、椭圆形、有明显横隔的细胞，常形成桑葚状细胞团位于巨细胞内。有时可见到细胞外粗细均匀、两头钝圆的腊肠状细胞。

3. 分离培养　血液、骨髓穿刺液、腹水、脑脊液、支气管肺泡灌洗液等标本增菌后转种于 2 个沙氏培养基，皮损、痰直接接种于 2 个沙氏培养基，分别于 25 ℃和 37 ℃培养，每天观察菌落形态、产色素情况。

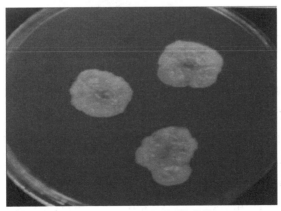

图 9-16　马尔尼菲青霉菌菌落

注：马尔尼菲青霉是一种双相菌，即在 25 ℃时为菌丝相，在 37 ℃时为酵母型。在沙氏培养基上 25 ℃生长缓慢，3 ～ 4 d 开始生长菌落初为灰白色膜状或淡黄色绒毛样。

4. 本菌鉴定主要依据

①双相真菌；

②直接镜检及病理检查找到典型的腊肠形、分隔的孢子；

③菌落特征；

④镜下帚枝状结构。

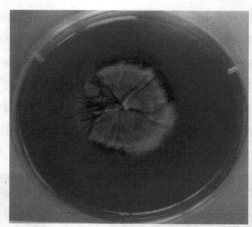

图 9-17　马尔尼菲青霉菌培养 2 周后菌落

注：2 周后菌落呈棕红色蜡样、有皱褶，并有白色绒毛样菌丝。产生的红色色素将整个培养基染成玫瑰红色。

5. 动物试验　将菌悬液接种小白鼠腹腔，1 个月左右，小鼠肝、脾、肾、淋巴结发生病变，病变组织细胞内外可找到圆形、腊肠形、分隔的孢子，培养有马尔尼菲青霉生长。

6. 抗原检测　用荧光标记特异性抗体，通过 ELISA 定量检测患者尿中马尔尼菲青霉抗原，由于操作简单、快速，常作为该病流行地区的常规诊断方法。

标本直接涂片检查时，注意与荚膜组织胞浆菌鉴别，虽然二者都是单细胞，但马尔尼菲青霉孢子从不出芽，常有横隔。

（六）肺孢子菌的检验

1. 标本采集

标本主要为痰液、气管抽吸物、肺穿刺及开胸取肺组织等。

2. 直接显微镜检查

标本用姬姆萨染色，在显微镜下可见包囊内的 8 个囊内小体，囊内小体的胞质呈浅蓝色，核 1 个呈紫红色，可以此作为确诊依据。

3. 分离培养

卡氏肺孢菌在人工合成培养基上不能生长，目前均采用动物如大鼠、小鼠等进行培养。等感染小鼠出现消瘦、精神萎靡、反应迟钝、呼吸急促、厌食、体毛蓬松等明显症状后，将小鼠处死解剖，取出肺组织做印片，姬姆萨染色后镜检，可见较多圆形或椭圆形的成熟包囊。

4. 鉴定

显微镜检查看到典型包囊，结合临床表现即可作出诊断。但直接镜检标本敏感性较低，因此，镜检阴性可借助其他方法进一步确定。

5. 核酸检测

主要有 PCR 法和探针杂交法。痰、支气管肺泡灌洗液、肺组织、血液标本均可运用 PCR 法，扩增卡氏肺孢菌线粒体中 5SrDNA 和 16SrDNA。应用克隆化的卡氏肺孢菌 DNA 片段作为诊断性探针，可用于肺的各种标本和外周血标本检测。

目前针对卡氏肺孢菌线粒体中的 5S rDNA 和 16S rDNA 已扩增成功。

6. 抗原检测

用单克隆抗体检测患者血清中卡氏肺孢菌抗原，有较好的敏感性和特异性。

7. 抗体检测

用 IFA、ELISA、CFT 检测人群血清中卡氏肺孢菌抗体，主要用于流行病学调查，临床诊断价值不大。

注：临床上凡是遇到任何免疫低下或严重营养不良病人伴有不可解释的肺炎时，均应疑及本病。

（七）荚膜组织胞浆菌的检验

该真菌在正常人体内不存在，一旦侵入机体即可致病。在临床上比较少见，一般呈地方性流行。为双相型真菌，需在 BSL-3 实验室操作。双相型真菌鉴定必须证实其菌丝相和酵母相互相转换，但所需时间较长。

1. 标本采集　血液、骨髓、痰、胃液、皮肤及黏膜损害渗出物、脓液、淋巴结穿刺液、活组织及尸体解剖标本等。

2. 直接显微镜检查　标本涂片后 PAS 染色镜检，如有感染可见到卵圆形、芽生、有荚膜的孢子，一端较尖，一端较圆，芽颈较细，位于大单核细胞或多核白细胞内。有时在细胞外，孢子较大，较多且聚集成群，甚至可见较短的菌丝。

3. 分离培养　将标本接种于沙氏培养基和脑心浸液琼脂培养基各 2 份，分别置于 25℃ 和 37℃ 培养，观察丝状菌落和酵母样菌落，直到第 4 周。

4. 鉴定　荚膜组织胞浆菌的主要特征有：组织内为酵母相呈细胞内感染，双相型真菌的霉菌相与酵母相的转化，沙氏培养基上特征性的齿轮状大分生孢子。必要时可通过脲酶试验阳性和明胶液化试验阴性进一步确诊。

5. 动物试验　接种于小白鼠腹腔，2 周后死亡。取病变组织 PAS 染色后检查，可见大单核细胞内 PAS 阳性的卵圆形、有荚膜的孢子。

6. 抗原检测　用荧光抗体染色直接检测荚膜组织胞浆菌多糖抗原，因敏感、特异性且快速，而被临床实验室普遍采用。最适于诊断播散型感染，约 50% 播散型患者的血和 90% 的尿中可检测到荚膜组织胞浆菌抗原。

7. 血清学诊断　用补体结合试验、免疫扩散试验、乳胶凝集试验、固相放射免疫分析等检测血清中抗荚膜组织胞浆菌抗体，其中固相放射免疫分析敏感性最高，用于诊断轻度感染。由于假阳性和假阴性的存在，在临床上动态观察抗体效价有 4 倍增高，可有助于确诊。

8.皮肤试验　用组织胞浆菌素作皮肤试验判断是否感染，通常感染后 2 ~ 3 周皮肤试验阳性，但此方法仅适于非流行区，尤适合儿童，不能用于流行区域内人群感染的诊断。

六、浅部真菌的检验

浅部感染真菌的鉴别主要是以菌落特征、孢子形成的形态为依据，尤其是大分生孢子的形态。因此，在鉴定过程中用得最多的是方法是 ＫＯＨ 直接镜 检法和沙保罗培养基真菌培养法。

1.标本的采集标本采集是浅部感染真菌检查中重要的一步，合格的标本采集与真菌的检出率有直接关系。浅部感染真菌感染的临床标本以毛发、皮屑、甲屑、水疱疱壁、脓液、分泌物为主，皮屑应取新鲜皮损的活动性边缘；水疱应取疱壁和基底部皮损；脓疱应取脓汁；间擦性皮损应去除浸渍表皮，刮取基底部损害；毛发的标本应取 5 ~ 6 根松动而脆的病发连根拔除；采集甲标本时应刮取靠近甲床的碎屑，从变色、萎缩或变脆的部位采集。

采集标本时应无菌操作。采集部位一般用清水洗净皮肤上的护肤霜，取 75 ％ 乙醇局部消毒后用连柄钝刃的手术刀刮取；毛发用小镊子拔取；指、趾甲标本用连柄钝刃的手术刀刮取，特别标本还可用剪刀剪取或采用口腔科牙钻钻取深部甲屑。对于面部、皮肤薄嫩处及儿童患者的直接镜检标本，最好采用透明胶带法采集，即以透明胶带粘贴在损害局部，用手指按压 1 ~ 2 次后揭下镜检，需注意的还有：检查前 1 周内最好不要使用抗真菌药。

2.检查方法

用 ＫＯＨ 直接检查法检查真菌因其简便、快速而成为应用最为普遍的真菌检查法。镜检找到菌丝或孢子即可发出阳性报告，但一般不能确定致病菌种；镜检阴性不能排除真菌感染。如临床高度怀疑为真菌感染则可重复多次取材镜检或进行真菌培养 。

为了提高直接镜检的阳性检出率。可采用染色法对菌丝、孢子的检查，常用的有派克墨水染色 法、 KOH 刚果红染色法、乳酸酚棉蓝染色法、沙黄染色法 等，可根据不同需要进行选择。

浅部感染真菌检查强调直接镜检与培养检查相结合的原则，培养的目的是为 了进 一步提高对病原真菌检出的阳性率，确定菌种。检查真菌培养要求不高， 临床最常用沙保罗培养基，目前有使用科玛嘉培养基来快速辅助判断念珠菌， 效果很好。浅部真菌生长的适宜温度为 22 ~ 28℃，深部真菌最佳生长温度为 37 ℃。临床常见的几种真菌按菌落形态可分为单细胞真菌 (酵母菌)、多细胞真菌、二相性真菌 (球孢子菌)3 种，实验室对浅部感染 真菌 的培养鉴定过程相 当复 杂，常需通过菌落观察、显微镜检查、小培养、透明胶带法等方法辅助鉴别，经验也很重要。对分离出的念珠菌可用法国生物梅里埃 A PI20C A U X 试 剂盒或法国生物梅里埃公司生产的全自动微生物分析仪 (V IT E K) 进行鉴定。真菌的药敏试验和细菌一样，分为定性和定量 2 种，定性方法 国内医院多选用琼 脂扩散法，操作方法、判断标准以及质控株对氟康唑的数值范围均参照美国临床实验室标准化委员会标准《 酵母菌的纸片扩散法抗真菌药物敏感试验参考方案》（M 44—A）。纸片选用丹麦 ROSCO 公司生产的氟康唑 (每片 15g)、 两性霉素 B(每 片 10 ug)、 伊曲康唑 (每 片 8 ttg)、酮康唑 (每片 15 g) 等，培养基采用美蓝 M – H 琼脂平板，菌液浓度为 0.5 个麦氏单位。部分菌株可选用 E-test 法定量检测。

七、真菌感染的诊断检查方法

真菌感染性疾病根据真菌侵犯人体的部位分为 4 类：浅表真菌病、皮肤真菌病、皮下组织真菌病和系统性真菌病；前二者合称为浅部真菌病，后二者又称为深部真菌病。不同类型真菌性感染之间的鉴别：

1.详询有无外伤史及手术史，受伤时间、场所，受伤后的处理，发病时间、病情发展经过，有无破伤风预防接种史；对女性患者，应详询分娩或流产史；如为新生儿，应询问分娩史及脐带处理的情况。有少数病例无损伤史，亦未见明显的创口。

2.检查受伤部位、创口情况，创口周围肌肉有无痉挛及抽动，特别注意腹直肌是否强直。如创口有渗出物或脱落的组织块，应进行细菌学检查（包括涂片及厌氧菌培养）和病理检查。

3.观察患者有无牙关紧闭、阵发性抽搐、痉笑、角弓反张，全身强直及阵发性痉挛，特别注意呼吸道是否通畅，有无喉头痉挛。待患者安静后，再检查有无肺部并发症，也可行必要的辅助检查。

组织胞浆菌和副球孢子菌肠炎为地方性流行病，在我国少见，鉴别意义不大。

真菌药物敏感性实验

近年来随着高效广谱抗生素的广泛应用，抗肿瘤治疗的深入开展，器官移植和外科其他介入性治疗的不断应用，皮质类固醇激素的广泛应用，以及获得性免疫缺陷综合征（AIDS）患者的不断增多，引起的真菌感染不断呈上升趋势，抗真菌药物的耐药现象也日益严重，因此抗真菌药敏试验日趋重要。随着对抗真菌药物耐药机制的认知，药效学和药动学理念的应用，抗真菌药敏试验从方法学、操作规范化以及对检测结果临床意义的解释上逐渐发展完善。新的技术不断涌现，提出新的思路和方法，极大丰富了抗真菌药敏试验。一些药敏试验已应用于合理选择药物、临床上耐药菌株检测筛选等方面。

抗真菌药物敏感性试验（药敏试验）是测定病原真菌对抗真菌药物的敏感性或者说是测定抗真菌药物对病原真菌的抑制活性的体外试验方法，其应用经历了不同的发展过程。在唑类药物问世之前，由于两性霉素 B 是惟一可用于治疗系统性真菌感染的药物，且未广泛用于临床抗真菌药物的筛选。三唑类药物在临床上的应用，为真菌感染的有效治疗提供了更多选择，但临床上也出现了一些耐药菌株，抗真菌药敏试验也由此逐渐发展完善，以满足合理选择药物、筛选取耐药株的临床需要。抗真菌药敏试验方法包括肉汤常量稀释法和微量稀释法、NCCLS 纸片法、商品化药敏试、新型药敏试验等。由于不同实验室所用的试验方法不同，甚至同一方法操作者不同，以致抗真菌药敏试验结果的可重复性和一致性均较差，不利于临床合理选择抗真菌药物。1997 年，美国临床实验室标准化委员会（NCCLS）发布了致病性酵母菌抗真菌药敏试验方案 M27-A，对于培养基的成分和 pH 值、接种浓度、孵育温度，孵育时间、终点判读标准，以及最低抑菌深度（MIC）折点的意义等做了明确的规定，经过数年的临床实践，证明该方案重复性好，客观性强，值得推广；在此基础了，NCCLS 于 2002 年又发表了产孢丝状真菌防治及检验工作的同道进行示范，起了积极的推广作用。普及推广应用这些标准的试验方案，具有十分重要的意义，但是，如何更加规范操作程序、准确判读并分析试验结果，了解其与临床疗效之间的关系，切实发挥抗真菌药敏试验在真菌防治中的作用是一项更为重要的任务。

一、 NCCLS 体外抗真菌药敏试验及其规范化

1. 规范质量控制：为保证试验程序、试验条件以及操作者判读结果的精确性，每次试验必须按照 NCCLS 的规定，做好质控。这一点是十分重要的。例如 M38-A 规定，按照该方案的程序操作，48h 后伊曲康唑对于质控菌株近平滑念珠菌 ATCC22019 的 MIC 范围应为 0.2~0.5ug/ml；如果 MIC 值低于 0.12ug/ml，很可能配制的伊曲康唑的浓度偏高，导致 MIC 结果偏低，这样就会掩盖一些耐药菌株；相反，如果 MIC 值高于 0.5ug/ml，同样可导致结果偏高，所报告的耐药菌株数量全增多，实际上这些都是假象，但可能会对临床产生很在的影响。因此，实际工作当某个联合某个地区或者某个实验室测得的耐药菌株数量不明原因增多时，操作者应该重新认真进行质控检测，以排除假象的干扰。

2. 规范操作程序：NCCLS 方案规定，药敏试验所涉及的各种条件都有应当统一，例如培养基为液体 RPMI-1640（pH7.0）孵育温度为 35℃、接种量为（0.5~5）×10⁴/ml（丝状菌）、脂溶性药物溶酶的浓度小于 1% 等，在实际工作中，操作者应该严格执行；尤其在接种菌定量方面，虽然 NCCLS 方案建议选用比浊仪，以麦氏读数为 0.5 时的细胞数定为 1~5×10⁶CFU/ml，但实际上由于这一范围相差 5 倍左右，仍然有失精确，所以我们建议必要时使用血细胞计数板进行计数。

　　规范结果判读：药物的抗真菌活性或者真菌原对药物的敏感性，是通过抗真菌药和的 MIC 反映出来，所以药敏试验结果的判读非常重要，以 M27-A2 为例，氟康唑对于念珠菌属的 MIC 定义为，孵育 48 h 后，与生长对照相比较 50% 生长受抑时的 MIC；其判读折点的意义在于，如果 MIC ≤ 8 ug/ml 则提示受试菌对氟康唑敏感，≥ 64ug/ml 则耐药，如果为 16~32 ug/ml 则是剂量依赖。可是在实际工作中，如果进一步影响 MIC 的判读；因此，M27-A2 方案建议，如果孵育 24h 后生长对照的生长情况理想的话，可以在这时读取 MIC，该方案也提供了孵育 24h 时质量控制的标准，这或许更加便于指导临床及时用药。NCCLS 对伊曲康唑抑制念珠菌属的 MIC 判读标准也做了规定，如果 MIC ≤ 0.125 ug/ml 则提示受试菌对伊曲康唑敏感 ≥ 1 ug/ml 则耐药，如果为 0.25~0.5 ug/ml 则是剂量依赖，我们的体会是，结果判读标准的选择要考虑到药物本身的特性，尤其在比较不同来源的抗真菌药敏试验结果时，更需要注意比较终点判读的标准是否相同，是 50% 或者 80% 还是 100% 生长受抑。

　　二、　其他抗真菌药敏试验方法

　　由于 CLSI 推荐的常量或微量稀释法操作比较烦琐，成本较高，不易在常规实验室推广，其他的新技术也不段的涌现出来。

　　1.NCCLS 纸片法：2004NCCLS 年批准了酵母的纸片扩散法敏感试验 M44-A，但仅包括氟康唑和伏立康唑 2 种抗真菌药，2006 年 CLSI M44—S1 又增添了伏立康唑的判定标准，当年在另一 CLSl 年度会议上又提出了泊沙康唑、卡泊芬净的质控株数值范围。近年来，国外不少学者还将该方案应用于检测丝状真菌的抗真菌药敏试验。多中心对 555 株丝状真菌作伏立康唑、泊沙康唑、伊曲康唑、两性霉素 B 和卡泊芬净药敏试验。通过与 M38—A 肉汤稀释法比较，结果显示：①普通琼脂 (MH) 更利于丝状真菌的生长，抑菌圈较美蓝葡萄糖琼脂平皿 (MGM) 清晰而被使用。②曲霉属 (烟曲霉、黄曲霉、黑曲霉) 等，在 MH 生长重复性可达 91% ~ 100% (除接合菌属，MGM 更佳)。③与 M38—A 肉汤稀释法比较，泊沙康唑、伏立康唑、卡泊芬净符合率较高，为 81% ~ 96% (但不适用于天然耐药接合菌、多育赛多孢菌、镰刀菌属)；两性霉素 B 和伊曲康唑符合率为 65% ~ 88%，其中两性霉素 B 对曲霉属符合率低，而对接合菌符合率最高；伊曲康唑不适用于接合菌。

2. 浓度梯度法：这是依据抗真菌药物在琼脂内扩散以梯度递减抑制微生物生长的原理设计的一种商品化的抗真菌药敏试验方法；操作简单、直观，受试药物包括氟康唑、伊曲康唑、卡泊芬净和两性霉素 B 等，用于质量控制的受试菌包括念株菌、隐球菌、曲霉菌和镰刀菌等，其结果与 NCCLS 方案有较好的一致性；但是，该方法价格昂贵，而且结果的判断要求丰富的经验，因此应当注意总结临床应用的经验。

3. 纸片扩散法：除了液体培养基稀释法以外，NCCLS 于 2004 年还发表了酵母菌纸片扩散法抗真菌药敏试验方案 M44-A；该方案所用的培养基为美蓝 M-H 琼脂，受试药物为氟康唑（25 ug）和伏力康唑（1 ug），以近滑念珠菌 ATCC22019 作质量控制时，其抑菌环直径范围分别为 22 ~ 23 mm 和 28 ~ 37 mm 受试菌只有念珠菌；对于氟康唑的折点及其与 M27-A2 之间的一致性也须知了规定，即 M44-A 测定的抑菌环直径大于 19 mm 时，相当于 M27-A2 测得的 MIC ≤ 8 ug/ml，受试菌对氟康唑敏感；抑菌环直径小于 14 mm 时，相当于 MIC ≥ 64 ug/ml，则耐药；而如果为 15 ~ 18 mm 时，相当于 MIC 为 16 ~ 32 ug/ml，则剂量依赖。这个方案仍然有直观、简便等特点，最近也有商品化的产品问世，但是，临床应用中一定要慎重，同样需要进一步总结经验。

4. 其他：抗真菌药敏试验还包括如流式细胞仪测定法 (FCD)、葡萄糖消耗试验、酵母样真菌比色法 (Sensititre Yeastone Colorimetric Antifungal Panel，下文简称为 Yeastone 法)、自动微生物分析仪 ATB FUNGUS 系列和 ROSCo 法，并在研究开发中，有待用于临床监测。

5.抗真菌药敏试验的合理应用

（1）抗真菌药敏试验的意义

①特定中心进行流行病学研究，确定感染菌株体外药敏谱和耐药率。②确定新开发的抗真菌药的抗菌活性。③日常实验室中预测临床结果和优化抗真菌疗效。

（2）常规抗真菌药敏试验应用

目前常规抗真菌药敏试验主要针对的是念珠菌属。菌种的鉴定仍是最为关键的一步，有助于临床选择抗真菌药。克柔念珠菌对氟康唑固有耐药；葡萄牙念珠菌对两性霉素 B 固有和获得性耐药。对于固有耐药，抗真菌药敏试验就无需进行。但像光滑念珠菌对氟康唑呈高 MIC 水平，由于氟康唑与其他三唑类药物存在交叉耐药，对于预防用药导致的继发耐药需做药敏试验，Hospenthala 等，总结了念珠菌属抗真菌药敏试验的应用情况。

三、抗真菌药敏试验与抗真菌治疗疗效的相关性

1.抗真菌药敏试验与抗真菌治疗疗效的致性：开展体外药物敏感性试验的目的在于指导临床合理用药，反映抗真菌治疗的疗效，那么，NCCLS 体外抗真菌药敏试验能否起到这一作用呢？数年不的实践证明，在氟康唑对念珠菌的体外抑制活性与氟康唑治疗念珠菌病的体内疗效之间，一致性非常好。有研究显示，服用单剂量氟康唑 100 mg/d 时，血清浓度为 6 ug/ml；服用 400 mg/d 时，血清浓度为 20 ~ 30 ug/ml；而服用 800 mg/d 时，血清浓度为 40 ~ 0 ug/ml。Ghannoum 等总结了发生于 AIDS 的经氟康唑治疗的食管念珠菌病的数项研究结果，发现以 NCCLS 方案测定氟康唑对分离自 150 余例患者的 600 余株念株菌的 MIC 值，患者一般均能获得良好的疗效，此时血液药物浓度约为 20~60ug/ml；而所有氟康唑 MIC > 64ug/ml 者，均表现出治疗失败。因此，有学者认为，可以用体外药敏试验结果来指导氟康唑临床用药：即当 MIC < 4 ug/ml 时，氟康唑剂量为 100 mg/d；当 MIC 为 4 ~ 8 ug/ml 时，剂量为 200 mg/d；当 MIC 为 8 ~ 16ug/ml 时，剂量为 400 mg/d；而当 MIC 为 16 ~ 32 ug/ml 时，剂量为 800mg/d。但是，并非所有的体外药敏试验都与体内抗真菌药物的疗效相一致，因为毕竟机体自身的免疫防御机制在真菌感染的发生过程中起十分重要的作用，有研究表明，对于体外药敏试验结果提示敏感的真菌，有 91% 对治疗反应良好，而体外药敏试验结果提示耐药者，仍然有 48% 对治疗反应良好；那么，究竟该如何把握体外药敏试验结果与临床疗效之间的相关性呢？目前国际上有一个比较公认的原则：氟康唑对念珠菌，可以借鉴细菌药敏试验时的 "90 ~ 60" 的原则，即体外药敏试验结果敏感者约有 90% 临床疗效较好，而体外药敏试验结果耐药者约有 60% 仍然将对治疗有效。这一提议，为解释体外试验和临床疗效之间的相关性，提供了非常有用的指导，希望对于真菌感染的防治工作有所裨益。

2. 新型抗真菌药物体外药敏试验的修正：尽管 NCCLS 方案具有重复性好，一致性强的诸多优点，尤其在测定氟康唑对念珠菌的 MIC 时，还可以取得与临床疗效 一致性很好的结果，但是并非所有受试药物和病原真菌都是如此。例如卡泊芬净（caspofungin），这是一种通过抑制真菌细胞壁 β–1，3 葡聚糖的合成不发挥作用的新型抗真菌药物；用 NCCLS 的 M38-A 方案测定烟曲霉菌对卡泊芬净敏感性，不同的报告相差悬殊；例如 Odds 等；报告卡泊芬净对 12 株烟曲霉菌的 MIC 为 0.06 ~ 0.12 ug/ml，Arikan 等报告卡泊芬净对 26 株烟曲霉菌 MIC 的几何均数在 24h 为 0V3ug/ml，而 72h 大于 16 ug/ml；Espinel-Ingroff 报告卡泊芬净对烟曲霉的 MIC，72 h 几何均数为 2.15 ug/ml 而 Del Poeta 用试管稀释法得到的结果则低于 0.09 ug/ml；这种情况当然不利于进行安定之间的比较，并指导临床用药。于是，人们引进最低有效浓度（MEC）不描述卡泊芬净对曲霉菌的抑制活性，实际上 MEC 就是使曲霉菌产生明显异常菌丝时的最低卡泊芬净浓度；全球 15 个以上的实验室的实践证明，用 MEC 来描述曲霉菌对卡泊芬净的敏感性，较 MIC 可以产生非常显著的可重复性。

3. 测定最小杀菌浓度（MFC）的价值：尽管由于对试验的各种条件都作了统一规定，应用 NCCLS 方案测定抗真菌药物对病原真菌的抗菌活性。譬如，我们在体外有氟康唑将烟曲霉菌处理后，再用 NCCIS 方案 M38-A 测定伊曲康唑对它的 MIC 时，发现与未处理者并无差异，但是最低杀菌浓度（MFC）却显著升高，这一现象经荧光染料对菌丝染色而得到证实，并且与临床上经氟康唑预防性治疗的白血病和骨髓移植受者中侵袭性曲霉病发生率明显升高的现象相一致。所以，应当重视测定 MFC。

总之，随着医学真菌学的飞速发展，抗真菌药物敏感性试验不论方法学还是临床应用，都取得了长足进展；我们认为，目前需要进一步普及和推广规范的抗真菌药物敏感性试验法，争取不同地区，不同实验室之间在操作规范、结果准确等方面确实具有可比较性，这样，一方面可以发挥抗真菌药敏试验切实指导临床用药的作用，另一方面，对开展全国范围的抗真菌药物耐药性监测具有十分重要的意义。

真菌显微镜技术

光学显微镜技术

光学显微镜 (Optical Microscope，简写 OM) 是利用光学原理，把人眼所不能分辨的微小物体放大成像，以供人们提取微细结构信息的光学仪器。

一、光学系统

显微镜的光学系统主要包括物镜、目镜、反光镜和聚光器四个部件。广义的说也包括照明光源、滤光器、盖玻片和载玻片等。

（一）物镜

物镜是决定显微镜性能的最重要部件，安装在物镜转换器上，接近被观察的物体，故叫作物镜或接物镜。

1. 物镜的分类

物镜根据使用条件的不同可分为干燥物镜和浸液物镜；其中浸液物镜又可分为水浸物镜和油浸物镜（常用放大倍数为 90 ~ 100 倍）。

根据放大倍数的不同可分为 低倍物镜（10 倍以下）、中倍物镜（20 倍左右）、高倍物镜（40 ~ 65 倍）。

根据像差矫正情况，分为消色差物镜（常用，能矫正光谱中两种色光的色差的物镜）和复色差物镜（能矫正光谱中三种色光的色差的物镜，价格贵，使用少）。

2. 物镜的主要参数：

物镜主要参数包括：放大倍数、数值孔径和工作距离。

①放大倍数是指眼睛看到像的大小与对应标本大小的比值。它指的是长度的比值，而不是面积的比值。例：放大倍数为 100×，指的是长度是 1 μm 的标本，放大后像的长度是 100 μm，要是以面积计算，则放大了 10000 倍。显微镜的总放大倍数等于物镜和目镜放大倍数的乘积。

②数值孔径也叫镜口率，简写 NA 或 A，是物镜和聚光器的主要参数，与显微镜的分辨力成正比。干燥物镜的数值孔径为 0.05 ~ 0.95，油浸物镜（香柏油）的数值孔径为 1.25。

③工作距离是指当所观察的标本最清楚时物镜的前端透镜下面到标本的盖玻片上面的距离。物镜的工作距离与物镜的焦距有关，物镜的焦距越长，放大倍数越低，其工作距离越长。例：10 倍物镜上标有 10/0.25 和 160/0.17，其中 10 为物镜的放大倍数；0.25 为数值孔径；160 为镜筒长度（单位 mm）；0.17 为盖玻片的标准厚度（单位 mm）。10 倍物镜有效工作距离为 6.5mm，40 倍物镜有效工作距离为 0.48mm。

3. 物镜的作用是将标本作第一次放大，它是决定显微镜性能的最重要的部件——分辨力的高低。

分辨力也叫分辨率或分辨本领。分辨力的大小是用分辨距离（所能分辨开的两个物点间的最小距离）的数值来表示的。在明视距离（25 cm）之处，正常人眼所能看清相距 0.073 mm 的两个物点，这个 0.073 mm 的数值，即为正常人眼的分辨距离。显微镜的分辨距离越小，即表示它的分辨力越高，也就是表示它的性能越好。

显微镜的分辨力的大小由物镜的分辨力来决定的，而物镜的分辨力又是由它的数值孔径和照明光线的波长决定的。

当用普通的中央照明法（使光线均匀地透过标本的明视照明法）时，显

微镜的分辨距离为 $d=0.61\lambda/NA$

式中 d——物镜的分辨距离，单位 nm。

λ ——照明光线波长，单位 nm。

NA ——物镜的数值孔径。

例如油浸物镜的数值孔径为 1.25，可见光波长范围为 400～700 nm，取其平均波长 550 nm，则 d=270 nm，约等于照明光线波长一半。一般地，用可见光照明的显微镜分辨力的极限是 0.2 μm。

（二）目镜

因为它靠近观察者的眼睛，因此也叫接目镜。安装在镜筒的上端。

1. 目镜的结构

通常目镜由上下两组透镜组成，上面的透镜叫作接目透镜，下面的透镜叫作会聚透镜或场镜。上下透镜之间或场镜下面装有一个光阑（它的大小决定了视场的大小），因为标本正好在光阑面上成像，可在这个光阑上粘一小段毛发作为指针，用来指示某个特点的目标。也可在其上面放置目镜测微尺，用来测量所观察标本的大小。

目镜的长度越短，放大倍数越大（因目镜的放大倍数与目镜的焦距成反比）。

2. 目镜的作用

是将已被物镜放大的，分辨清晰的实像进一步放大，达到人眼容易分辨清楚的程度。常用目镜的放大倍数为 5-16 倍。

3. 目镜与物镜的关系

物镜已经分辨清楚的细微结构，假如没有经过目镜的再放大，达不到人眼所能分辨的大小，那就看不清楚；但物镜所不能分辨的细微结构，虽然经过高倍目镜的再放大，也还是看不清楚，所以目镜只能起放大作用，不会提高显微镜的分辨率。有时虽然物镜能分辨开两个靠得很近的物点，但由于这两个物点的像的距离小于眼睛的分辨距离，还是无法看清。所以，目镜和物镜即相互联系，又彼此制约。

（三）聚光器

聚光器也叫集光器。位于标本下方的聚光器支架上。它主要由聚光镜和可变光阑组成。其中，聚光镜可分为明视场聚光镜（普通显微镜配置）和暗视场聚光镜。

1. 光镜的主要参数

数值孔径（NA）是聚光镜的主要参数，最大数值孔径一般是 1.2-1.4，数值孔径有一定的可变范围，通常刻在上方透镜边框上的数字是代表最大的数值孔径，通过调节下部可变光阑的开放程度，可得到此数字以下的各种不同的数值孔径，以适应不同物镜的需要。有的聚光镜由几组透镜组成，最上面的一组透镜可以卸掉或移出光路，使聚光镜的数值孔径变小，以适应低倍物镜观察时的照明。

2. 聚光镜的作用

聚光镜的作用相当于凸透镜，起会聚光线的作用，以增强标本的照明。一般地把聚光镜的聚光焦点设计在它上端透镜平面上方约 1.25mm 处。（聚光焦点正在所要观察的标本上，载玻片的厚度为 1.1mm 左右）

3. 可变光阑

可变光阑也叫光圈，位于聚光镜的下方，由十几张金属薄片组成，中心部分形成圆孔。其作用是调节光强度和使聚光镜的数值孔径与物镜的数值孔径相适应。可变光阑开得越大，数值孔径越大（观察完毕后，应将光圈调至最大）。在可变光阑下面，还有一个圆形的滤光片托架。

说明：在中学实验室只有教师用显微镜（1600× 或 1500×）才配有聚光器，学生用显微镜（640× 或 500×）配的是旋转光栏。紧贴在载物台下，能做圆周转动的圆盘，旋转光栏（也称为遮光器），光栏上有大小不等的圆孔，叫光圈。直径分别为 2、3、6、12、16mm，转动旋转光栏，光栏上每个光圈都可以对正通光孔，通过大小不等的光圈来调节光线的强弱。

（四）反光镜

反光镜是一个可以随意转动的双面镜，直径为 50mm，一面为平面，一面为凹面，其作用是将从任何方向射来的光线经通光孔反射上来。平面镜反射光线的能力较弱，是在光线较强时使用，凹面镜反射光线的能力较强，是在光线较弱时使用。

反光镜通常一面是平面镜，另一面是凹面镜，装在聚光器下面，可以在水平与垂直两个方向上任意旋转。

反光镜的作用是使由光源发出的光线或天然光线射向聚光器。一般当用聚光器时用平面镜，不用时用凹面镜；当光线强时用平面镜，弱时用凹面镜。

观察完毕后，应将反光镜垂直放置。

（五）照明光源

显微镜的照明可以用天然光源或人工光源

1. 天然光源

光线来自天空，最好是由白云反射来的。不可利用直接照来的太阳光。

2. 人工光源

①对人工光源的基本要求：有足够的发光强度；光源发热不能过多。

②常用的人工光源：显微镜灯；日光灯

（六）滤光器

安装在光源和聚光器之间。作用是让所选择的某一波段的光线通过，而吸收掉其他的光线，即为了改变光线的光谱成分或削弱光的强度。分为两大类：滤光片和液体滤光器。

（七）盖玻片和载玻片

盖玻片和载玻片的表面应相当平坦，无气泡，无划痕。最好选用无色，透明度好的，使用前应洗净。

盖玻片的标准厚度是 0.17 ± 0.02 mm，如不用盖玻片或盖玻片厚度不合适，都会影响成像质量。

载玻片的标准厚度是 1.1 ± 0.04 mm，一般可用范围是 1~1.2 mm，若太厚会影响聚光器效能，太薄则容易破裂。

二、机械装置

显微镜的机械装置是显微镜的重要组成部分。其作用是固定与调节光学镜头，固定与移动标本等。主要有镜座、镜臂、载物台、镜筒、物镜转换器与调焦装置组成。

（一）镜座和镜臂

1. 镜座作用是支撑整个显微镜，装有反光镜，有的还装有照明光源。

2. 镜臂作用是支撑镜筒和载物台。分固定、可倾斜两种。

（二）载物台（又称工作台、镜台）

载物台作用是安放载玻片，形状有圆形和方形两种，其中方形的面积为 120 mm × 110 mm。中心有一个通光孔，通光孔后方左右两侧各有一个安装压片夹用的小孔。分为固定式与移动式两种。有的载物台的纵横坐标上都装有游标尺，一般读数为 0.1 mm，游标尺可用来测定标本的大小，也可用来对被检部分做标记。

（三）镜筒

镜筒上端放置目镜，下端连接物镜转换器。分为固定式和可调节式两种。机械筒长（从目镜管上缘到物镜转换器螺旋口下端的距离称为镜筒长度或机械筒长）不能变更的叫作固定式镜筒，能变更的叫作调节式镜筒，新式显微镜大多采用固定式镜筒，国产显微镜也大多采用固定式镜筒，国产显微镜的机械筒长通常是 160mm。

安装目镜的镜筒，有单筒和双筒两种。单筒又可分为直立式和倾斜式两种，双筒则都是倾斜式的。其中双筒显微镜两眼可同时观察，以减轻眼睛的疲劳。双筒之间的距离可以调节，而且其中有一个目镜有屈光度调节（即视力调节）装置，便于两眼视力不同的观察者使用。

（四）物镜转换器

物镜转换器固定在镜筒下端，有 3~4 个物镜螺旋口，物镜应按放大倍数高低顺序排列。旋转物镜转换器时，应用手指捏住旋转碟旋转，不要用手指推物镜，时间长容易使光轴歪斜，使成像质量变坏。

（五）调焦装置

显微镜上装有粗准焦螺旋和细准焦螺旋。有的显微镜粗准焦螺旋与装在同一轴上，大螺旋为粗准焦螺旋，小螺旋为细准焦螺旋；有的则分开安置，位于镜臂的上端较大的一对螺旋为是粗准焦螺旋，其转动一周，镜筒上升或下降10mm。位于粗准焦螺旋下方较小的一对螺旋为细准焦螺旋，其转动一周，镜筒升降值为 0.1mm，细准焦螺旋调焦范围不小于 1.8mm。

三、显微镜的使用

1. 使用单筒显微镜时，要养成用左眼观察的习惯（因一般用右手画图），观察时要两眼同时睁开，不要睁一只闭一只，因为这样易于疲劳。为了训练学生习惯于两眼同时睁开观察，可剪一块长约14cm，宽约6cm 的长方形硬纸片，在靠近左端处挖一个直径比镜筒上端外径略小的圆孔，把圆孔套在镜筒上段，观察时两眼同时睁开，利用纸片的右端挡住右眼的视线，这样训练一段时间后，就能习惯于两眼同时睁开，然后把纸片去掉。

2. 直筒显微镜的镜臂与镜座连接处，是一个机械关节，可用于调节镜筒的倾斜度，便于观察，镜臂不能过于后倾，一般不超过 40°。但是在使用临时装片观察时，禁止使用倾斜关节（当镜筒倾斜时，载物台也随之倾斜，载玻片上的液体易流出），尤其是装片内含酸性试剂时严禁使用，以免污损镜体。

3. 目镜和物镜的使用

一般都是用一个放大倍数适中的目镜(10×)和最低倍的物镜开始观察,逐步改用倍数较高的物镜,从中找到符合实验要求的放大倍数。

转换物镜时,先用低倍镜观察,调节到正确的工作距离(成像最清晰)。如果进一步使用高倍物镜观察,应在转换高倍物镜之前,把物像中需要放大观察的部分移至视野中央(将低倍物镜转换成高倍物镜观察时,视野中的物像范围缩小了很多)。低倍物镜和高倍物镜基本齐焦(同高调焦),在用低倍物镜观察清晰时,换高倍物镜应可以见到物像,但物像不一定很清晰,可以转动细准焦螺旋进行调节。

通常认为,使用任何一个物镜时,有效放大倍数的上限是1000乘它的数值孔径,下限是250乘它的数值孔径。如40×物镜的数值孔径是0.65,则上、下限分别为:$1000 \times 0.65 = 650$倍和$250 \times 0.65 \approx 163$倍,超过有效放大倍数上限的叫作无效放大,不能提高观察效果。低于下限的放大倍数则人眼无法分辨,不利于观察。一般最实用的放大倍数范围是500~700乘数值孔径之间的数字。

4. 油浸物镜的使用

使用油浸物镜时,一般不要使用同高调焦。同高调焦只适用于每台显微镜的原配物镜。在使用低倍和高倍物镜时,是一个极有利的方便条件,但在使用油浸物镜时,则受到一定限制,一般地说,用油镜观察未加盖玻片的标本片(载玻片)时,利用同高调焦的安全度较大,而对于有盖玻片的标本片,要小心使用,因为油浸物镜的工作距离很短,在设计和装配时所考虑的同高是对标准厚度盖玻片的。

用油浸物镜时,只在标本片上滴香柏油。观察完毕后,要及时进行清洁工作,如不及时进行,香柏油粘上灰尘,擦拭时灰尘粒子可能磨损镜片,香柏油在空气中暴露时间长,还会变稠、变干,擦拭很困难,对仪器很不利。

擦拭要细心，动作要轻。油浸物镜前端先用干的擦镜纸擦一两次，把大部分油去掉，再用二甲苯滴湿的擦镜纸擦两次，最后再用干的擦镜纸擦一次。标本片上的香柏油可用"拉纸法"（即把一小张擦镜纸盖在香柏油上，然后在纸上滴一些二甲苯，趁湿把纸往外拉，这样连续三四次，即可干净，一般不会损坏未加盖玻片的涂片标本）擦净。擦镜纸也要防尘，一般在使用前，将每页剪成 8 小块，贮存在一个干净的小培养皿中，用起来既节省又方便。

5. 聚光器的使用方法

①使用聚光器的原因

当放大倍数增加时，一方面由于放大倍数越高，透镜数目越多，被透镜吸收的光线也越多；另一方面由于视场（指的是所能看到被检标本的范围）的亮度与放大倍数的平方成反比，即放大倍数越高，视场越暗。为了得到足够的亮度，必须安装聚光器，把光线集中到所要观察的标本上。

②观察时聚光器应处的高度

观察时，要保证得到最好的观察效果，聚光器的聚光焦点应正好落在标本上。要实现这个条件，就必须调节聚光器的高度。当用平行光照明时，聚光器的聚光焦点是在它上端透镜平面中心上方约 1.25 mm 之处，因此，人们常常要求在观察时将聚光器上升到它上端透镜平面，仅稍稍低于载物台平面的高度，这样聚光焦点就可能落到位于标准厚度载玻片上的标本上。当使用比标准厚度薄的载玻片来承放标本时，聚光器的位置要相应地降低一些，而当使用过厚地载玻片时，聚光焦点只能落在标本下方，不利于精细的观察。

③聚光器与物镜的配合

这里所谓的配合，就是使聚光器和物镜这两者的数值孔径取得一致，以更好的进行较为精细的观察。假如聚光器的数值孔径低于物镜，那物镜的部分数值孔径就浪费了，从而达不到它的最高分辨力。假如把聚光器的数值孔径大于物镜的数值孔径，则一方面不能提高物镜的规定分辨力，另一方面反而会由于照明光束过宽，使物象的清晰度下降。聚光器与物镜配合的操作方法是：在完成照明、调焦操作后，取下目镜直接向镜筒中看，把聚光器下的可变光阑关到最小，再慢慢地开大。开到它的口径与所见视场的直径恰好一样大，然后按上目镜，即可进行观察。每转换一次物镜，都要随着进行依次这样的配合操作。有的聚光器可变光阑的边框上刻有表示开启口径的尺度，可以根据刻度来进行配合。

注意：如果是老师用的带有孔径光阑而不是光圈的显微镜，应该将孔径光阑的数值孔径（注意，不是镜头的物理直径尺寸）调整为物镜的数值孔径（见物镜上正中标示，如 10× 物镜可为 0.30 等）的 80%，可以在最大分辨率与最大反差之间取得最好的平衡。

历史上显微镜的发明和显微镜的每一次创新都给人类的认知带来了飞跃式的发展；给人类的生活带来了空前的拓展。在提倡科技创新的今天，显微镜的使用已经成为中学生的一项基本技能，掌握结构，科学使用，良好维护，使之成为广大青少年探索未来世界的一个窗口。

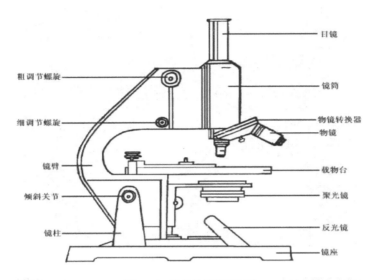

图 11-1 光学显微镜结构图

真菌某些结构光学显微镜下图：

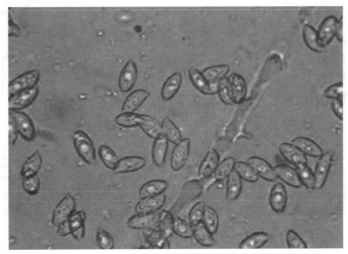

图 11-2 真菌孢子

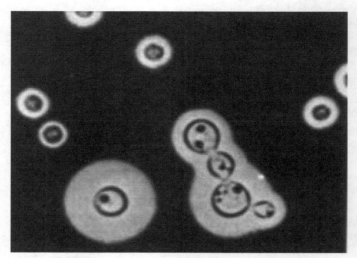

图 11-3 真菌厚膜孢子

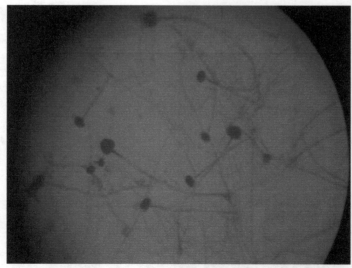

图 11-4 真菌菌丝

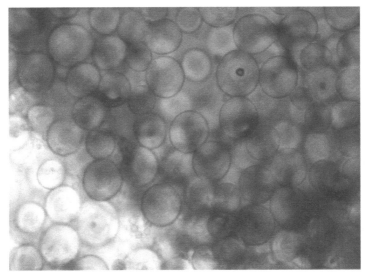

图 11-5 真菌壳细胞

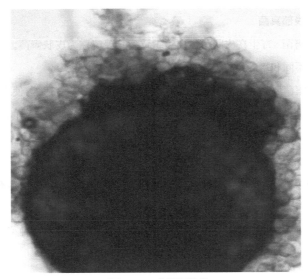

图 11-6 真菌闭囊壳

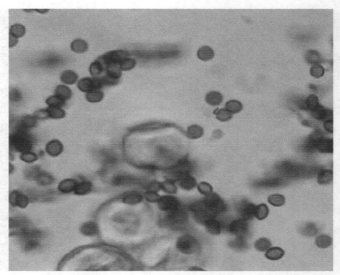

图 11-7　真菌子囊孢子

四、浅部真菌

皮肤癣菌:寄生在皮肤角蛋白组织致病真菌统称为皮肤癣菌。该菌凭其侵犯组织不同和培养特点差异把它再划分以下三属:

1.毛癣菌属:侵犯皮肤、毛发和甲。本菌属已查明有13种可使人类致病。常见有黄癣菌、红色毛癣菌、断发毛癣菌、紫色毛癣菌、石膏样毛癣菌等;培养特点呈棒形大分子孢子,壁光滑。

2.孢子菌属:侵犯毛发及皮肤,在我国以铁锈色小孢子菌、羊毛样小孢子菌等为多见;这些培养特征是梭形大分子孢子,壁有刺。已报道有8种能引起人类发病。

3.表皮癣菌属:侵犯皮肤和甲。本菌属仅絮状表皮癣菌一种可使人类致病,其培养所见呈杵状或梨形大分子孢子。

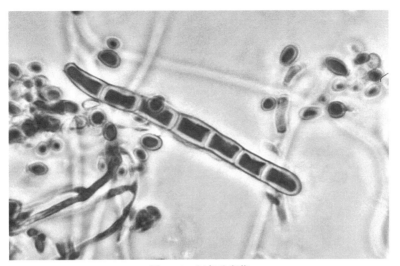

图 11-8　红色毛癣菌

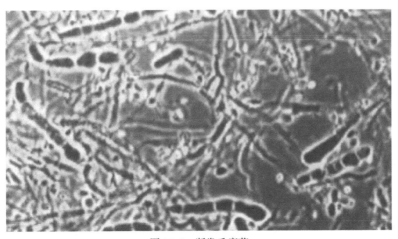

图 11-9　断发毛癣菌

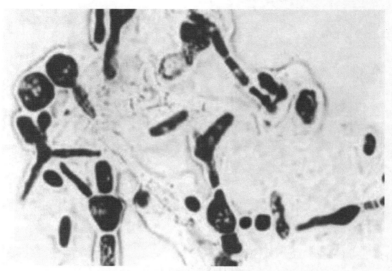

图 11-10 紫色毛癣菌厚膜孢子

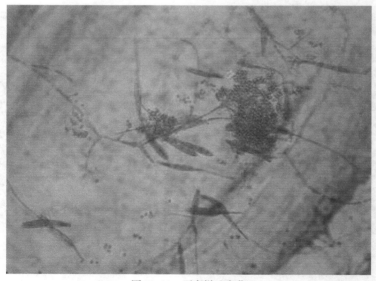

图 11-11 石膏样毛癣菌

五、深部真菌

图念珠菌属占主要致病菌的 80% 以上，其中主要为白色念珠菌。但近年来，非白色念珠菌逐渐增多（如热带念珠菌、光滑念珠菌等）。其他常见的致病菌主要包括隐球菌、曲霉菌、毛霉菌、孢子丝菌、马内菲青霉菌、组织胞浆菌、副球孢子菌和皮炎芽生菌等。感染途径通常是血行播散和上行感染。

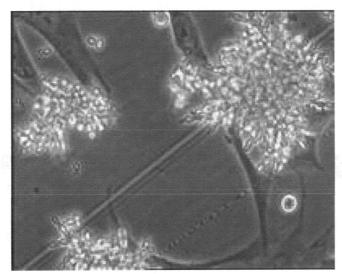

图 11-12　白色念珠菌

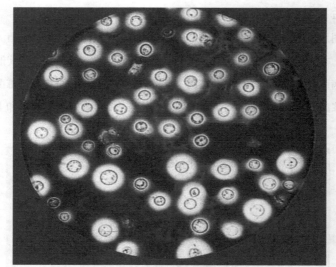

图 11-13　隐球菌

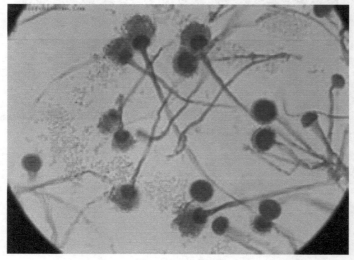

图 11-14　曲霉菌

电子显微镜

电子显微镜（electron microscope），简称电镜或电显，是使用电子束展示物件的内部或表面的显微镜。高速的电子波长比可见光的波长短（波粒二相性），而显微镜的分辨率受其使用的波长的限制，因此电子显微镜的分辨率（约 0.2 纳米）远高于光学显微镜的分辨率（约 200 纳米）。

一、电子显微镜由镜筒、真空装置和电源柜三部分组成

（一）镜筒主要有电子源、电子透镜、样品架、荧光屏和探测器等部件，这些部件通常是自上而下地装配成一个柱体。

1.电子透镜用来聚焦电子，是电子显微镜镜筒中最重要的部件。一般使用的是磁透镜，有时也有使用静电透镜的。它用一个对称于镜筒轴线的空间电场或磁场使电子轨迹向轴线弯曲形成聚焦，其作用与光学显微镜中的光学透镜（凸透镜）使光束聚焦的作用是一样的，所以称为电子透镜。光学透镜的焦点是固定的，而电子透镜的焦点可以被调节，因此电子显微镜不像光学显微镜那样有可以移动的透镜系统。现代电子显微镜大多采用电磁透镜，由很稳定的直流励磁电流通过带极化的线圈产生的强磁场使电子聚焦。

2.电子源是一个释放自由电子的阴极，一个环状加速电子的阳极构成的。阴极和阳极之间的电压差必须非常高，一般在数千伏到三百万伏之间。它能发射并形成速度均匀的电子束，所以加速电压的稳定度要求不低于万分之一。

3.样品可以稳定地放在样品架上。此外往往还有可以用来改变样品（如移动、转动、加热、降温、拉长等）的装置。

4.探测器用来收集电子的信号或次级信号。

（二）真空装置用以保障显微镜内的真空状态，这样电子在其路径上不会被吸收或偏向，由机械真空泵、扩散泵和真空阀门等构成，并通过抽气管道与镜筒相联接。

电源柜由高压发生器、励磁电流稳流器和各种调节控制单元组成。

二、主要种类

折叠透射电子显微镜、数码电子显微镜、折叠扫描电子显微镜。

三、成像原理

（一）透射电镜技术

透射电镜是以电子束透过样品经过聚焦与放大后所产生的物像，投射到荧光屏上或照相底片上进行观察。透射电镜的分辨率为 0.1 ~ 0.2nm，放大倍数为几万至几十万倍。由于电子易散射或被物体吸收，故穿透力低，必须制备更薄的超薄切片（通常为 50 ~ 100nm）。其制备过程与石蜡切片相似，但要求极严格。要在机体死亡后的数分钟取材，组织块要小（1 立方毫米以内），常用戊二醛和锇酸进行双重固定树脂包埋，用特制的超薄切片机（ultramicrotome）切成超薄切片，再经醋酸铀和柠檬酸铅等进行电子染色。电子束投射到样品时，可随组织构成成分的密度不同而发生相应的电子发射，如电子束投射到质量大的结构时，电子被散射的多，因此投射到荧光屏上的电子少而呈暗像，电子照片上则呈黑色，称电子密度高（electrondense）。反之，则称为电子密度低（electronlucent）。

（二）扫描电镜技术　扫描电镜是用极细的电子束在样品表面扫描，将产生的二次电子用特制的探测器收集，形成电信号运送到显像管，在荧光屏上显示物体。（细胞、组织）表面的立体构像，可摄制成照片。扫描电镜样品用戊二醛和锇酸双固定，经脱水和临界点干燥后，再于样品表面喷镀薄层金膜，以增加二波电子数。扫描电镜能观察较大的组织表面结构，由于它的景深长，1mm 左右的凹凸不平面能清晰成像，故样品图像富有立体感。

四、真菌某些结构在电镜下的图片

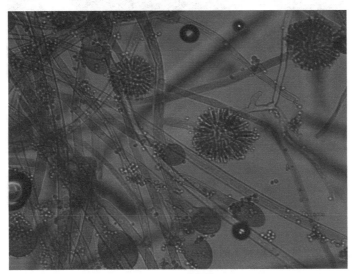

图 11-15　霉菌菌丝

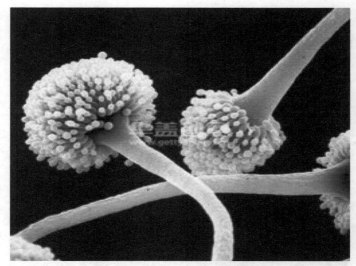

图 11-16　真菌孢子

五、浅部真菌在电镜下的图片

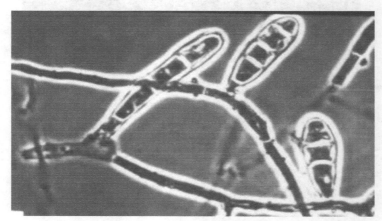

图 11-17　断发毛癣菌大分生孢子

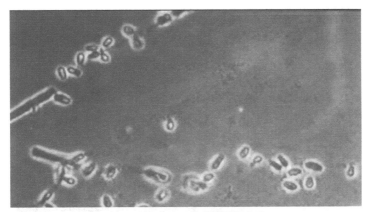

图 11-18　断发毛癣菌小分生孢子

六、深部真菌的电镜图

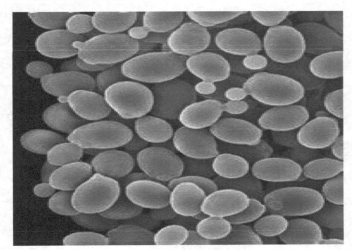

图 11-19　酵母菌

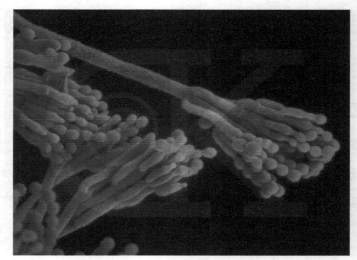

图 11-20 青霉菌

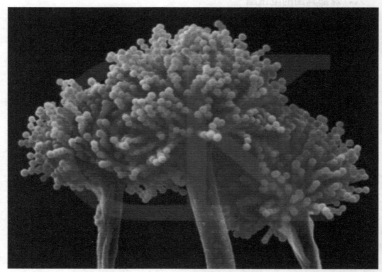

图 11-21 曲霉菌

七、电子显微镜和光学显微镜的区别

1. 光学显微镜（以下简称光镜）使用可见光作为光源，而电子显微镜（以下简称电镜）利用高能短波长电子束代替可见光。

2. 光镜的聚焦镜使用光学镜片，电镜则使用电磁透镜。

3. 成像系统不同。

4. 放大倍数不同，光镜一般最大能放大到 $2000\times$，电镜则可高达数十万倍。

5. 光镜仅能观察到表面微细结构，电镜可获取晶体结构、微细组织、化学组成、电子分布情况等。